阴阳调理灸法

周仲瑜◎主编

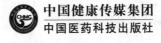

中国健康传媒集团
中国医药科技出版社

内 容 提 要

阴阳调理灸是以"阴阳学说"为指导，根据患者体质偏颇状态和病证，选取相应的部位施隔姜铺灸，达到温阳通络、固本补虚、调和阴阳之功的新型艾灸技术。

全书共五章，详细介绍了灸疗的历史沿革和发展情况，阴阳调理灸的基本理论、操作方法、临床应用等。第一章和第二章深入浅出地阐述了灸疗的传承与发展以及阴阳调理灸的理论基础。第三章和第四章详细介绍了阴阳调理灸的操作方法，包括选穴原则、艾灸材料的选择、施灸技巧等，还介绍了阴阳调理灸根据时节变化所形成的两种不同的特色灸法。第五章介绍了阴阳调理灸在常见疾病中的应用，包括内科疾病、外科疾病、妇科疾病等。本书不仅适合中医从业人员学习和参考，也适合广大中医爱好者和养生保健人士阅读，是一本集理论与实践于一体的灸疗专业书籍。

图书在版编目（CIP）数据

阴阳调理灸法 / 周仲瑜主编 . -- 北京：中国医药科技出版社，2024.7. --ISBN 978-7-5214-4722-4

Ⅰ.R245.8

中国国家版本馆 CIP 数据核字第 2024NT5321 号

美术编辑　陈君杞
版式设计　南博文化

出版　**中国健康传媒集团** | 中国医药科技出版社
地址　北京市海淀区文慧园北路甲 22 号
邮编　100082
电话　发行：010-62227427　邮购：010-62236938
网址　www.cmstp.com
规格　710×1000mm $\frac{1}{16}$
印张　12 $\frac{3}{4}$
字数　200 千字
版次　2024 年 7 月第 1 版
印次　2024 年 7 月第 1 次印刷
印刷　北京侨友印刷有限公司
经销　全国各地新华书店
书号　ISBN 978-7-5214-4722-4
定价　**49.00 元**

获取新书信息、投稿、为图书纠错，请扫码联系我们。

编委会

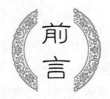

前言

　　阴阳调理灸是以"阴阳学说"为指导，根据患者体质偏颇状态和病证，选取相应的部位施隔姜铺灸，达到温阳通络、固本补虚、调和阴阳之功的新型艾灸技术，包括温中祛湿灸、培元固本灸、温肾暖宫灸/温肾固精灸、补肺益气灸、健脾理气灸和温阳益肾灸。

　　《灵枢·终始》载："和气之方，必通阴阳，五脏为阴，六腑为阳。"调阴阳、和五脏乃针灸基本治法。经文指出，"必审五脏变化之病，五脉之应，经络之虚实，皮之柔粗，而后取之也"。针灸补泻方法要综合患者体质与病情而用，病属实者可用泻法，病属虚者可用补法。"调和阴阳"思想是治病必求之本、针刺操作之要，但现今甚少提及将调和阴阳的大法运用于艾灸疗法的系统治疗之中。"针所不为，灸之所宜""凡药之不及，针之不到，必须灸之"。虽然针灸都是在经络穴位上施行，有共同之处，但灸法独具专长，温补和温通功效显著。阴阳调理灸技术以"阴阳学说"为指导，根据人体脏腑、气血阴阳偏盛偏衰，借助灸法作用于人体特定部位，达到以外治内、扶正祛邪的目的。

　　阴阳调理灸是传统灸法的创新：①阴阳调理灸以湖北蕲艾为原材料，确保了灸法功效的发挥。湖北省拥有深厚的中医药历史文化底蕴和丰富的中药资源，是中医药大省。蕲艾是湖北省蕲春县道地药材，中国国家地理标志产品。明代医家李时珍云："艾叶本草不著土产……自成化以来则以蕲州者为胜，用充方物，天下重之，谓之蕲艾。""相传他处艾灸酒坛不能透，蕲艾一灸则直透彻，为异也。"蕲艾从此成为道地药材，全国知名。②阴阳调理灸属于铺灸，是首个以功效命名的创新灸法。该灸法以"阴阳学说"为指导，根据患者体质偏颇状态和病证，选取相应的部位施隔姜铺灸。通过四诊，辨别人体阴阳虚实状态是该项技术的核心，调和阴阳、治病防病是该项技术的目的。阴阳调理灸无论是在选穴、灸量和操作方法上都独具特色。③技术内涵源自中医经典和名师之学术思想。阴阳调理灸的学术内涵以中医"阴阳学说""脏腑学说"和"体质学说"为指导，以"标本理论""三焦理论"和"气街理论"为支撑，同时传承了湖北中医名师李家康教授学术思想。阴阳调理灸技术是传统艾灸技术的创新，其来源经典、传承名医，在临床运用中不断完善。④通过调和阴阳、固护正气从而治病防病，适应证更广。阴阳调理灸技术涉及呼吸系统疾病、消化系统疾病、泌尿生殖系统疾病、骨关节疼痛性疾病、亚健康状态的调理等，疗效确切，满意度高。湖北省中医院阴阳调理灸门诊每年服务上万患者，深受好评。

阴阳调理灸技术自2010年在临床运用，2015年起在省内外进行技术操作培训，获得国家中医药管理局"2020年中医药古籍文献和特色技术传承专项"立项（项目编号：GZY-KJS-2020-078）。经过10余年的发展，2021年由湖北省中医院、湖北中医药大学标准化与信息技术研究所起草，并经过专家论证形成省内专家共识稿，2022年经湖北省针灸学会、湖北省中医药学会专家审议，形成《阴阳调理灸技术操作规范》（推荐稿），在湖北省医疗机构推广运用。2022年该技术操作规范获湖北省卫健委新增医疗服务项目技术规范审查确认。

本书集"理论、临床运用以及学术经验"为一体，介绍了艾灸疗法的起源、传承与发展，阴阳调理灸的学术理论基础，详细记载了阴阳调理灸的操作方法，并从呼吸系统疾病、消化系统疾病、泌尿生殖系统疾病、骨关节疼痛性疾病、妇科疾病、神经系统疾病、亚健康状态等不同角度论述了阴阳调理灸的具体运用。阴阳调理灸标准化的操作使其易于在临床普及。

我们着手编写此书，本着新时代中医药传承发展工作的理念，源于艾灸疗法大刀阔斧享誉世界的背景，基于数十载临床运用以及学术科研的沉淀，以期为广大读者学习和研究提供一定的借鉴。本书不足之处，恳请广大临床医疗工作者及读者提出宝贵意见！

编　者
2024年1月

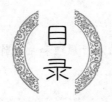

目 录

第一章

灸疗的传承与发展

第一节　灸疗的概念和起源

一、灸疗的概念

灸疗古称"灸焫"，又称艾灸，以艾绒为主要材料，通过艾绒的缓慢燃烧，熏灼温熨体表特定位置，借灸火的温热刺激以及药物作用，通过经络的传导，达到温通气血，扶正祛邪，治疗疾病和预防保健的目的，也可在艾绒中掺入少量辛温香燥的药末，以加强治疗作用。作为一种重要的外治疗法，灸疗也是我国先民采用最早治疗疾病的方法之一，在中医非药物疗法中占据重要的地位。灸疗渊源甚远，而灸与艾连用自《内经》始，指出用艾火烧灼治疗疾病即为灸（《内经词典》）。详查灸名由来和艾草取用的历史背景，对于认识艾灸疗法尤为重要。该法有温经通络、升阳举陷、行气活血、祛寒逐湿、消肿散结、回阳救逆等作用，并可用于治病保健。灸疗对慢性虚弱性疾病和风、寒、湿邪为患的疾病尤为适宜。在养生保健领域，灸疗因其简便易行的特点，温热通阳之效，也逐渐成为全民养生治病、强壮补虚的一种最为常用的治疗方式。从总体上看，灸疗法和针刺法一样都可以通过刺激腧穴或特定部位发挥疏通经络、扶正祛邪和调和阴阳的功能，从而达到防病治病的目的。但是同针刺法相比，灸疗法又有着自己较为独特的作用特点，它通过温补和温通效应来扶正祛邪、平衡阴阳、防治疾病、康复保健。《医学入门》载："凡药之不及，针之不到，必须灸之。"孙思邈《千金要方》曰："诸疗之要，火艾为良，针、汤、散皆所不及。"凝结了历代针灸学者的临床经验，

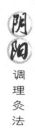

灸疗法已经有自己的理论体系。另外，灸疗法的防病保健作用早在古代就得到医家的重视。《备急千金要方》提到以灸疗预防"瘴疠温疟毒气"。《扁鹊心法》指出："人于无病时，常灸关元、气海、命门、中脘，虽未得长生，亦可保百余年寿矣。"

灸疗是我国传统针灸医学的一个重要组成部分。灸，《说文解字》注之曰："灸，灼也，从火，久声。"灸字的释义说明了灸所具有的两个特点，第一是取火为热，第二是持续时间长。灸源于人类保留和获取火种的过程，人类社会对于火的利用行为最早是利用自然界的天然火源，从最初采集天然火种到通过人工方法试图保存火种，再到取火方式的发明，经历了漫长的过程。灸延伸成为特指的医疗方式取决于艾草的使用，艾叶成为主体引燃物。《诗经·王风》："彼采艾兮，一日不见，如三岁兮。"屈原名篇《离骚》中写道："户服艾以盈要兮，谓幽兰其不可佩。"表明艾在公元前就已普遍应用。这种应用，当以药用为主，这可从其他一些典籍中得到印证，如《孟子》载："犹七年之病，求三年之艾。"《庄子》中有"越人熏之以艾"之说。将艾灸作为一种具体治疗方法并记载于医学典籍上，首见于《五十二病方》。《五十二病方》内载两个以艾治病的处方，其中一方即为以艾叶作直接灸疗，治疗男子肠疝："朐贵：取垢，以艾裹，以灸颓者中颠，令烂而已。"明代李时珍则十分推崇用蕲艾施灸，他在《本草纲目》中指出："（艾叶）自成化以来，则以蕲州者为胜，用充方物，天下重之，谓之蕲艾，相传他处艾灸酒坛不能透，蕲艾一灸则直透彻，为异也。"

二、灸疗的起源

（一）《黄帝内经》成书之前灸疗的记载

《黄帝内经》是我国现存最早的一部医学理论著作，大约成书于战国至秦汉时期，该书对灸疗的起源、适应证、处方及禁忌证记载较多，为灸疗学的发展奠定了理论基础。关于灸疗，现存最早的文字记载见于《左传》。公元前581年，医缓给晋景公诊病时，医缓曰："疾不可为也，在肓之上，膏之下，攻之不可，达之不及，药不至焉。""攻"即指灸法。秦汉时期是灸疗理论体系形成的时期，这一时期出现了多部医学著作，长沙马王堆出土的《阴阳十一脉灸经》《足臂十一脉灸经》是目前记述灸疗最早的医学文献。

可见，在《内经》成书之前，灸疗就已经成为治病方法。此外，同时出土的《五十二病方》《脉法》录有"久（灸）足中指""久（灸）左肪"等灸法的具体内容。且《五十二病方》中出现了灸方八条，用以治疗疣、癃闭、痔等疾病。可见《内经》成书以前，艾灸已经被普遍应用于多种疾病的防治之中，还出现了灸方的记载。马王堆出土的《足臂十一脉灸经》《阴阳十一脉灸经》《五十二病方》《脉法》中关于灸法的论述代表了汉代以前的灸法经验水平，而且证实了艾灸为当时社会生活的一部分。《庄子·盗跖》曰："丘所谓无病而自灸也。"虽是另有指意，但仍能反映出"灸"作为一种干预手段在当时颇为盛行。汉代张仲景的《伤寒论》《金匮要略》二书中记载了诸多病症，其中既有可灸，亦有禁灸。其也是关于灸疗的宝贵文献，对于后世灸疗临床具有重要的指导意义。

（二）《黄帝内经》对灸疗的主要贡献

《黄帝内经》偏于用针，对于灸法的论述相对较少，但其医理详备，对于灸法知识体系和基础理论的确立和构建意义非凡。《内经》成书对于艾灸疗法发展的意义在于以下几个方面。

1.确立灸的地位和灸的材料 《内经》之中数言灸刺，如《素问·血气形志》云："是谓五脏之俞，灸刺之度也。形乐志苦，病生于脉，治之以灸刺。"《灵枢·营卫生会》亦云："四时之气，各有所在，灸刺之道，得气穴为定。"诸如此类并称针刺和灸法者不胜枚举。针刺和灸法并称且首言灸而次言针，虽然不能说明灸法贵于刺法，但至少表明了灸与针是在施治中关系密切的两种治疗方式，也是《内经》常用的基本治疗手段。《灵枢·官能》云："针所不为，灸之所宜。"说明灸法以其独特性有针所不及的优势，从而确立了灸法的地位。其次《内经》确立了灸材以艾草为主体，"灸刺"作为两种常相提并论的治疗方式，又时以"针艾"为名，也就是以治疗所用的工具为代称出现在条文中。《素问·汤液醪醴论》曰："帝曰：今之世不必已何也。岐伯曰：当今之世，必齐毒药攻其中，镵石针艾治其外也。"《灵枢·邪客》亦曰："古之善用针艾者，视人五态，乃治之。"刺以针，施行刺法的主要工具是针，故而由此可知，灸以艾，即施行灸法的主要材料为艾。《内经》虽未有专篇阐论灸法和灸材，但是以施治之物代治病之法充分说明在《内经》成书时期，对于灸治之材为艾就已经达成了共识。

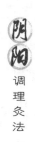

2.阐述了灸疗起源的地域特点　作为华夏文明的发祥地，黄河流域中下游历来以其发达的农业和众多的人口成为科技文化最为发达的政治中心，而以此为基础早期社会确立了以四方为导向的天下格局观念，并以此概括性地描述了东南西北四方的风物气象和民俗习惯。《素问·异法方宜论》中参照方位记载了五种主要治疗方式的起源，其中就包括艾灸疗法："北方者，天地所闭藏之域也。其地高陵居，风寒冰冽，其民乐野处而乳食，藏寒生满病，其治宜灸焫。故灸焫者，亦从北方来。"该段描述了北方居民的生活环境和生活习惯，可见灸法起源于早期北方游牧民族聚集的区域。牧民地处的北方天地空旷，气候寒冷，其民又逐水草而居，无论是为了抵抗冬季的寒冷，还是迁徙游牧的生活方式本身，火源和火种都异常重要，而灸焫则成为北方牧民抵抗寒冷，治疗疾病，养生保健的重要方式。《汉书·苏武传》："武引佩刀自刺，卫律惊自抱持武，驰召医，凿地为坎，置煴火，覆武其上，蹈其背以出血，武气绝半日，复息。"可见秦汉时期北方民族对于用火的温热之气来急救已有了相当的经验，而从北方起源的灸法也是在这种理念和治疗的原始形态中逐渐发展成熟而来。

3.构建了灸疗的理论雏形　《黄帝内经》作为中医学理论成熟的标志性文献，构建了中医学基本的理论体系，形成了中医学特有的思维方法和认知方式。其作为艾灸疗法的理论依据，贯穿于此后不断完善的灸疗体系的各个环节。《内经》中阴阳、精气、五行的论述结合了先秦哲学思辨的研究成果，奠定了中医学整体观念的认知视角，将外在环境因素和内在因素统筹于抽象的功能和关联体系，形成了中医学整体观念、阴阳学说、精气学说。艾灸疗法也是建立在《内经》的这种思维方法和理论体系之上的治疗方法之一，如在灸疗中讲究灸材的品质、气味，施灸时重视外在的环境和患者的身心状态，辨证施灸的过程中强调局部作用对于整体脏腑和经络的影响，这些都体现了整体观念在灸疗中的应用。艾灸通过艾草燃烧产生的热源作用于体表来调动人体内在的脏腑经络气血，促进一身阴阳精气的协调和转化，以增强和培护人体正气，达到扶正祛邪的效果，此为阴阳学说和精气学说在灸法运用中的内涵。

4.初步概括了灸法的操作方法和禁忌　《灵枢·背俞》云："灸之则可，刺之则不可。气盛则泻之，虚则补之。以火补者，毋吹其火，须自灭也；以火泻之，疾吹其火，传其艾，须其火灭也。"可见《内经》不仅说明了灸法具体的补泻操作方法，也指出了何者不宜灸、何者宜灸的灸法禁忌和适用范围。《内经》诸如此类者不乏，以《内经》为基础初步形成了灸法的基本操作方法，辨证思路和施灸禁忌。

三、1949年以后灸法的现状

1949年以后，党和政府十分重视针灸学的发展，挖掘整理了大量文献，出现了不少新的灸疗方法，扩大了灸法的治疗范围。1951年卫生部直属的针灸疗法实验所成立，该所到1955年成为中国中医研究院针灸所。1986年中国针灸学会针法灸法研究会正式成立。近20年来，在国家政策和国际上崇尚自然疗法趋势的影响下，灸法研究成果层出不穷，研究领域已从对灸疗临床疗效观察、古医籍整理方面，转移到了灸法原理的实验研究和灸具的创新等方面。

1.灸法防治范围进一步扩大 灸法防治范围日益扩大，首先是防治病种的迅速增多。截至2000年底，有关文献载述的用灸法防治各类病种超过200种，其次是防治的病种从常见病转向难治性疾病。

2.临床观察不断趋向深入 临床观察的日益科学化、客观化是近年灸法进展的又一个特点。对一些主要病种，开始采用大样本多指标进行研究，以探求其治疗规律。

3.灸治方法日益丰富 在灸法漫长的发展历史过程中，先辈们创制了各种各样的灸治之法。由于多种原因，其中不少疗法已湮没不彰。近几十年来，在灸治方法的发展上，有两方面成果：一方面是继承发掘传统的行之有效的方法，如核桃壳灸和苇管灸；另一方面则是结合现代科技创制新的施灸技术，如光灸、冷冻灸、电热灸、铝灸等。另外，在灸疗仪方面也有较大进展，且大多应用于临床，如药灸器、中频灸疗仪、固定式艾条熏灸器等。

4.机制研究系统的开展 近十年来，在灸法机制研究方面取得了长足进展，并获得了比较系统的研究成果。在灸法对免疫系统的调节上，已证实艾灸对机体细胞免疫和体液免疫功能均有不同程度的影响，而且这种调节作用是双向的。在血液系统方面，通过动物实验和临床观察发现，灸后可增加白细胞和红细胞的数量。艾灸对微循环功能、血液流变学和血流动力学均有明显的影响，并可缩短血液凝固时间和提高血小板减少症患者的血小板计数。在对代谢作用的影响方面，动物实验发现艾灸对注入大量氢化可的松所致的核酸和蛋白质代谢紊乱有改善作用，艾灸还可抑制脂肪变性的进程，调节微量元素的代谢等。

第二节　灸法的作用和特点

一、灸法的作用

1.温经通络，祛散寒邪　经络是运行气血的通道。灸法借助灸火的温热刺激以及药物作用，通过经络的传导，达到防病治病之目的。《名医别录》曰："艾味苦，微温，无毒，主灸百病。"《本草从新》指出："艾叶苦辛，纯阳之性，能回垂绝之阳……"正是因为灸法所采用的艾叶药性偏温，为纯阳之品，加之艾火产生的热力，所以使得灸法具有独特的温煦阳气，温经通络、祛散寒邪之功效。正如《备急灸法》所言："其艾火及随流注先至尾闾，气热如蒸，又透两外肾，俱觉蒸热，移时复流涌泉穴，自下而上，渐渐周遍一身。"而这种温煦阳气的作用，为气血所喜，也为灸法取效确立了依据。恰如《素问·调经论》所言："气血者，喜温而恶寒，寒则泣而不流，温则消而去之。"朱丹溪曰："血见热则行，见寒则凝。"《灵枢·刺节真邪》曰："脉中之血，凝而留止，弗之火调，弗能取之。"此"火调"主要是指艾灸的温经效应。《灵枢·刺节真邪》曰："火气已通，血脉乃行。"无论外寒、内寒，当寒邪成为致病因素后，就具有损伤阳气、引起疼痛的病理特点。《素问·异法方宜论》曰："北方者，天地所闭藏之域也。其地高陵居，风寒冰冽……藏寒生满病，其治宜灸焫。"说的是中国北方地区的气候使人们易于受寒，尤其适宜用艾火烧灼的方法。《素问·玉机真脏论》曰："今风寒客于人……或痹不仁肿痛，当是之时，可汤熨及火灸刺而去之。"指出当风寒侵犯经络，就会导致麻痹不仁或肿痛等症状，除了药物热敷外，还可用艾火灸灼及针刺等方法以祛除外邪。

2.补虚培本，回阳固脱　阳气在中医学中是一个内涵十分丰富的概念，其可以是相对于阴气而言一切具有善于通行变化和温煦的功能的总称，也可以是一身脏腑机能彰显于外的体现。就人体正邪而言，阳气则是机体抗病能力最为集中的表现。阳气衰则阴气盛，阴气盛则为寒、为厥，甚则欲脱。当此之时，就可用灸疗法来温补虚脱之阳气。如阳虚暴脱，灸之有回阳固脱的作用。《类经图翼·大宝论》："天之大宝，只此一丸红日；人之大宝，只此一息真阳。"艾灸疗法恰应阳虚之证为用，不独通行气血，亦以温阳补虚，用治诸病。《本草从新》谓："艾叶苦辛，纯阳之性，能回垂绝之阳，通十二经，走三阴，理气血，逐寒湿，暖子宫，以之灸火，能透诸经而治百病。"艾叶药性纯阳，又加以艾火产生的热力，从而使得灸法具有独特的温养阳气的功效。《素问·阴阳应象大论》曰："形不足者，温之以气。"可见艾灸直接以温热之力代行阳气温热之用，激发阳化气的机能，培护人体正气，以滋"形之不足"者。《灵枢·官能》曰："经陷下者，火则当之。"此外，《内经》其他篇章也屡次提及"陷下则灸之"，"经下陷"是"形不足者"的重要表现之一，因此借助灸法可以温阳补虚、举陷升提。用诸"经下陷"，这和以灸疗"温之以气"以补"形不足"之理相通，也说明了艾灸温阳补虚、升阳举陷的原理所在，故言艾灸养阳之温热之气。"灸养正气"，以灸能散寒通络为例，灸可疏解其他多种原因导致的经络壅滞，除了温通作用的发挥，还能推动正气的生成和布散，从而促进机体祛除病邪。

3.行气活血，消肿散结　《黄帝内经》曰："人之所有者，血与气耳。"气血是构成和维持人体正常生命活动的物质基础，是人体各项生理活动正常发挥的保证，灸疗尤善通行气血。《本草汇言》曰："艾叶，暖血温经，行气开郁之药也……开关窍，醒一切沉涸伏匿内闭诸疾。"《名医别录》亦谓之："艾……主灸百病。"灸法借助艾草味辛性温的特性，加之火热之力，使艾灸具有刺法和熨法所不及的独特功效。此外，《内经》尤其重视温热之力推动调和气血在血脉中运行的作用，认为艾灸是通行脉中血气的特殊治疗方法。灸法可以使患者局部乃至全身感到温暖舒适，灸的刺激可以使气机调畅，营卫和谐，起到行气活血的作用。气血的运行，遇寒则凝，得温则散，所以一切气血凝滞、经络麻痹，均可以用艾灸来温经通络、散寒除痹。《神灸经纶》中记载："取艾之辛香，能通十二经，入三阴，理气血，以治百病，效如反掌。"这也更加说明了灸之温热对于气血具有重要的调节作用。与熨法和药浴等其他温热疗法不同的是，灸法作用点更加集中，刺激强度更深，

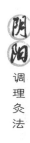

从而对于深层气血的调动和调节，亦非其他方式能及。《灵枢·刺节真邪》曰："火气已通，血脉乃行。"艾草有温和之性，艾灸有温热之力，气血借助温热之力的鼓动而通行，同时温热之力也在性味温和的艾叶辅助下更好地调和气血，故如《神灸经纶》所言："灸者，温暖经络，宣通气血，使逆者得顺，滞者得行。"就是指艾灸的温通效应，能够消肿散结。

4.预防保健，益寿延年　古人向来把治病与防病有机结合，因此古人不仅将灸法用于治疗各种急、慢性病症，还重视灸法防病保健的作用。《扁鹊心书·须识扶养》曰："人于无病时，常灸关元、气海、命门、中脘，虽不得长生，亦可得百年寿。"临床常灸足三里、神阙、关元等穴，能激发人体正气，增强抗病能力，起到防病保健的作用。《针灸资生经》曰："凡着艾得灸疮，所患即瘥，若不发，其病不愈。"说明古代灸法，一定要求达到化脓，即所谓"灸疮"，且把灸疮的发或者是不发看作是取得疗效的关键。灸法对皮肤造成的无菌性化脓现象，形成了作用持久的刺激源，被称之为"火伤毒素"，这种小量的火伤毒素不仅能在短期内针对某种传染病产生特异性预防功能，还能持久地调动机体多种非特异性抗病功能，因而灸法防病保健的作用十分突出。在未曾发明疫苗预防传染病的古代，孙思邈就总结了用麦粒灸的化脓方法来预防传染病的经验。《千金方》："凡宦游吴蜀，体上常须三两处灸之，勿令疮暂瘥，则瘴疠、瘟疟、毒气不能着人。"灸法不仅可用于预防传染性疾病，还可用于预防慢性疑难病。唐代《黄帝明堂灸经》"常令两脚上有灸疮为妙"以黄帝问岐伯答的方式讲述了预防中风的灸治方法。这些都说明灸法能改善体质，增强机体的抗病能力，从而起到治疗和保健的作用。

艾灸疗法的作用涉及气血、脏腑、阴阳、精神乃至营卫等方面，对于人体各脏腑系统和生理功能具有广泛的调节能力，能广泛应用于临床。

二、灸法的适用范围

艾灸疗法具有广泛的适应证范围，内、外、妇、儿等各科都有其主治病证。寒热虚实诸证都可运用灸法，临床上多以寒证、慢性病以及阳虚久病为主。无论是何种疾病，都需要医生在详细诊察患者病情后选择合适的灸法。归纳起来，灸法的适用范围主要包括：寒痹、陷下证、痈疽、阳虚证。

1.寒痹 《素问·玉机真藏论篇》曰："今风寒客于人，使人毫毛毕直，皮肤闭而为热，当是之时，可汗而发也；或痹不仁肿痛，当是之时，可汤熨及火灸刺而去之……弗治，肾传之心，病筋脉相引而急，病名曰瘛，当此之时，可灸可药。"可见风寒侵袭人体肌肉导致的疼痛、麻木和肿胀可以通过包括艾灸疗法在内的温热疗法来缓解。阳气是机体抗病能力的集中表现，如明代张介宾在《类经图翼·大宝论》所说"天之大宝，只此一轮红日；人之大宝，只此一息真阳"。当外感或内生寒邪比较轻浅时，机体只需通过阴阳自和的自我调节系统就可消散寒邪、达到平衡。艾灸能温通经脉、散寒活血。艾灸作为最重要的温热外治法，尤其善于治疗风寒中人筋脉的痹证。

2.陷下证 《黄帝内经》数言"陷下则灸之"，"陷下"一词在《内经》中的含义颇多，可以用以说明病邪内传的趋势，《素问·皮部》有"邪始入于皮……虚乃下陷"。也用来形容人精气亏虚至极的体态，如"大肉下陷"（《素问·玉机真脏论》）。还用于体表标识的凹陷部位，"下廉者，陷下者也"（《素问·针解》）。而在艾灸疗法中提到的"陷下"的含义是经脉之气衰少，气血不盈于血脉所致的脉象虚薄，无力传动的状态。艾灸可以激发人体的阳气，推动气血周行，同时能够促进气血的化生，缓解气血虚极的情况下正气的耗散，起到益气固脱的功效。具体可以治疗脾肾阳虚之久泄、久痢、遗尿、遗精、阳痿、早泄；阳气虚脱而出现的大汗淋漓、四肢厥冷、脉微欲绝的虚脱证；中气不足、气虚下陷之内脏脱垂、阴挺、脱肛、崩漏日久不愈等。

3.痈疽 《灵枢·痈疽》云："发于肩及臑，名曰疵痈。其状赤黑，急治之，此令人汗出至足，不害五脏。痈发四五日，逞焫之……发于胁，名曰败疵。败疵者，女子之病也，灸之，其病大痈脓，治之，其中乃有生肉，大如赤小豆。"艾灸善于治疗痈疽，在于艾灸有调和营卫和鼓动阳气的作用，《灵枢·痈疽》言："营气稽留于经脉之中，则血泣而不行，不行则卫气从之而不通，壅遏而不得行，故热。大热不止，热胜则肉腐，肉腐则为脓，然不能陷于骨髓，骨髓不为燋枯，五脏不为伤，故命曰痈。"说明"痈"的发生机制在于营卫稽留于经脉所致的气血热化。艾灸善调和营卫故而可以用于治疗痈病，而"疽"为"痈"迁延病进、正气随气血燔灼而衰，故不陷为痈。"热气淳盛，下陷肌肤……命曰疽。""疽"因邪气内陷、气血不鼓，而灸以

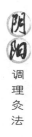

鼓气血、溢邪气，故而艾灸善治痈疽。艾灸可用于疮疡初起、疖肿未化脓者。瘰疬及疮疡溃久不愈等外科病患者，艾灸有促进愈合之功效。

4.阳虚证 《本草从新》谓："艾叶苦辛……纯阳之性，能回垂绝之阳。"《素问·阴阳应象大论》曰："形不足者，温之以气。"《灵枢·官能》："上气不足，推而扬之；下气不足，积而从之；阴阳皆虚，火自当之。"阳虚容易导致人体机能减退或衰退，反应低下，代谢热量不足，艾灸能激发阳化气的机能，培护人体正气，是扶助阳气的较佳方式之一。

三、灸法的特点

《黄帝内经》言："针所不为，灸之所宜。"《医学入门》："凡病药之不及，针所不到，必须灸之。"灸法同针法一样，都是建立在脏腑、经络、腧穴等理论基础上，通过刺激腧穴来调整经络与脏腑的功能而起到防病治病的作用。但灸法的刺激因素、作用方式等与针法有着明显的不同，灸法有着自身的特点。灸法的优势在于"温补"和"温通"功效。

1.擅长治疗寒证、虚证、阴证 艾灸之所以具有温经逐寒的功能，是由于艾火的热力能渗透肌层，温经行气。阴寒过强，需借助艾火，通过腧穴与经络，调动机体更多层面的调节系统，激发机体潜在的阳气，消除寒邪。灸法散寒通络的作用中，"通络"既是灸法"散寒"效应发挥的基础，也是灸法疏散寒邪的结果。另外，《内经》总结灸法可用于卫虚汗出、气虚脉陷、阴阳皆虚等多种正气不足的状态。《素问·骨空论》说："大风汗出，灸谵谵。"阴与阳不仅存在相互对立的状态，还存在相互依存的关系。《灵枢·官能》曰："阴阳皆虚，火自当之。"《素问·阴阳应象大论》言："形不足者，温之以气。"《素问·至真要大论》也指出："劳者温之……损者温之。"凡此都说明灸法对气血阴阳虚损之证都可治疗。灸法能否达到补阳气、养阴血的最终效果，是需要条件的，它受到机体状态、施灸穴位、施灸方法等多种因素的影响。

2.独具"温补"和"温通"功效 "补"具有补助、补益、补充等含义，温补效应是艾灸最重要的效应之一。机体虚弱，气、血、阴、阳不足，可用艾灸扶阳补气、滋阴生血。《素问遗篇·刺法论》云："正气存内，邪不可干。"《灵枢·官能》曰："阴阳皆虚，火自当之。"《灵枢·经脉》云："虚则补之。"《扁鹊心书》曰："保命之法，灼艾第一""人于无病时，常灸……虽未得长生，亦可保百余年寿矣"。《医说》亦云："若要安，三里不能干。"艾灸可以养生保健，延年益寿。同时，艾灸的温补效应，也是防病抗病的基础。艾灸因其温补效应的存在，成为历代医家养生保健、抗老防衰的重要手段。"通"是通畅、通利、通达之意。灸火可活跃脏腑气机，行气活血。温热刺激作用于特定的穴位，可治疗各种气血壅滞，气血不畅之病症，由此形成的临床效应称为温通效应。《灵枢·刺节真邪》云："火气已通，血脉乃行。"《神灸经纶·说原》云："灸者，温暖经络，宣通气血，使逆者得顺，滞者得行。"就是指艾灸的温通效应。

3.擅长防病保健 中医养生是依据中医基础理论，将"未病先防、已病防变"作为核心和关键，调整机体机能，从而保养身体，减少疾病的发生，增进健康，优化生命质量。中医养生涉及的内容十分丰富，而保健灸法是独特的养生方法之一，其主要内容是利用身体某些穴位的特殊功效，在穴位上施灸以达到调和气血、畅达经络、滋养脏腑、益寿延年的目的，不仅适用于强身健体，也适用于久病体虚之人的康复，深为临床医师和大众所推崇。

神阙穴位于脐中。《医学原始》记载："脐者，肾间动气也，气通百脉，布五脏六腑，内走脏腑经络，使百脉和畅，毛窍通达，上至泥丸，下至涌泉。"神阙穴在人体特殊的位置及与经脉的联系，有"一穴而系全身"之说。脐的位置居人体正中，为经络总枢纽，神阙穴属任脉上的要穴，冲、任、督脉一源三歧而同起于少腹，又有足阳明胃经、足少阴肾经循行夹脐，足太阴之筋结于脐，足厥阴肝经向上循行入于脐。对神阙穴施灸能调节全身经脉的功能，促使机体达到"阴平阳秘，精神乃治"的状态。因此，神阙穴是保健灸法的要穴之一。

第三节 灸法的分类及应用

灸法的种类十分丰富，一般依据施灸材料可分为艾灸法和非艾灸法两大类。凡以艾叶为主要施灸材料的均属于艾灸法。艾灸法是灸法的主体，临床应用最为广泛，依据操作方式的不同，又可分为艾炷灸、艾条灸、温针灸、温灸器灸以及较为特殊的艾灸法。临床上以艾炷灸和艾条灸最为常用，二者

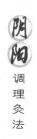

是灸法的主体部分。在使用艾炷灸时，根据艾炷是否直接置于皮肤穴位上燃灼的不同，又分为直接灸和间接灸两法。非艾灸类包括灯火灸、黄蜡灸、药锭灸、药捻灸、药线灸、药笔灸等。

一、艾灸类

（一）艾炷灸

将艾炷放在穴位上施灸，称为艾炷灸。艾炷灸可分为直接灸和间接灸两种。

1.直接灸 直接灸又称着肤灸、明灸，是将艾炷直接放在皮肤上点燃施灸的方法。根据施灸后有无化脓，分为化脓灸（瘢痕灸）和非化脓灸（非瘢痕灸）。

（1）化脓灸：用黄豆大或枣核大艾炷直接放在穴位上施灸，局部组织经烫伤后产生溃破、化脓，故又称烧灼灸、瘢痕灸。本法古代盛行，而目前临床上多用于哮喘、慢性胃肠病、体质虚弱和发育障碍等病症。本法的关键在于务必使其化脓形成灸疮，这与疗效有着密切关系。如《针灸资生经》："凡着艾得灸疮，所患即瘥，若不发，其病不愈。"说明古代应用灸法，无论是治病，还是保健，一般要求达到化脓，即所谓"灸疮"，并认为形成灸疮是取得疗效的关键。由于现代人难以接受本法，所以临床应用并不广泛。

（2）非化脓灸：该法以达到温烫为主，使穴位局部皮肤发生红晕或轻微烫伤，灸后不化脓，不留瘢痕，临床应用较多。非化脓灸适应证广泛，一般常见病均可应用，因其灸时痛苦小，且灸后不化脓、不留瘢痕，易被患者接受。

2.间接灸 间接灸也称隔物灸、间隔灸，是将艾炷与皮肤之间衬隔某种物品而施灸的一种方法。本法根据所隔物品的不同，可分为数十种。所隔物品大多为药物，既可用单味药物，也可用复方药物。药物性能不同，临床应用的范围也有所差异。临床常用的有隔姜灸、隔盐灸、隔蒜灸、隔药饼灸、铺灸等。

（1）隔姜灸：取生姜一块，沿生姜纤维纵向切取，切成厚约0.3cm厚的姜片，大小可据穴区部位所在和选用的艾炷大小而定，中间用毫针穿刺数孔。施灸时，将其放在穴区，置大或中等艾炷于其上，点燃。待患者有局部灼痛感时，略略提起姜片，或更换艾炷再灸。一般每穴灸5~7壮。明代杨继洲的《针灸大成》即有记载："灸法用生姜切片如钱厚，搭于舌上穴中，然后灸之。"隔姜灸适用于风寒咳嗽、腹痛、泄泻、风寒湿痹、痛经、颜面神经麻痹等，尤其适宜寒证。

（2）隔盐灸：又称神阙灸。令患者仰卧，暴露脐部。取纯净干燥之细白盐适量，纳入脐中，使与脐平，然后上置艾炷施灸，至患者稍感烫热，即更换艾炷。一般灸5~7壮。最早载于《肘后备急方》，用以治疗霍乱等急症。后世的医籍《备急千金要方》《千金翼方》及元代危亦林的《世医得效方》等都对隔盐灸有介绍。隔盐灸适用于急性腹痛、泄泻、痢疾、风湿痹证及阳气虚脱证。

（3）隔蒜灸：《肘后备急方》中记载灸肿令消法"取独颗蒜横截厚一分，安肿头上，炷如梧桐子大，灸蒜上百壮"。即用独头蒜，或较大蒜瓣切成0.3cm厚的蒜片，中心处用针穿刺数孔，置于穴位或患处皮肤上，再将艾炷置于蒜瓣上，用火点燃艾炷施灸。当患者感到灼痛时，再换一炷再灸，每灸4~5穴可更换一新蒜片。每穴每次宜灸足7壮，以灸处泛红为度。隔蒜灸多用于未溃之化脓性肿块，如乳痈、疖肿，以及瘰疬、牛皮癣、神经性皮炎、关节炎、手术后瘢痕等。

（4）铺灸：铺灸是在继承传统隔姜灸法、隔蒜灸法的基础上变化而来的一种新型间接灸法。其艾炷大、火力足、灸治时间较长，在灸温、灸量上都有所增强。而且施术面广，施灸部位可涉及多个腧穴，功效非一般灸法所及。因铺灸常选在督脉施灸，如长蛇状，故也称为"督灸""长蛇灸"。中医学认为，督脉总任六阳经，为"阳脉之海"。铺灸于督脉处，可用于治疗风、寒、湿邪侵袭或阳虚寒凝所致的疾病，如颈椎病、腰痛、痹证、风湿性关节炎、强直性脊柱炎、经行身痛、产后身痛等。对局部气滞血瘀者，也可于局部施灸而温经通络、活血止痛。

（二）艾条灸

艾条灸，又称艾卷灸，是用特制的艾条在穴位皮肤上熏烤或温熨的施灸方法。如在艾绒中加入辛温芳香药物制成的药艾条施灸，称为药条灸。艾条灸分为悬起灸和实按灸两种。

1.悬起灸　悬起灸是将点燃的艾条悬于施灸部位之上的一种灸法。一般艾火距皮肤2~3cm，灸10~15分钟，以灸至皮肤温热红晕，而又不致烧伤皮肤为度。悬起灸又分为温和灸、回旋灸和雀啄灸。

2.实按灸　实按灸多采用药物艾条，古代的太乙针、雷火针等多为此法。将艾条（通常用药艾条）一端燃着，隔布或棉纸数层，紧按在穴位上施灸，使热气透入皮肉。

（三）温针灸

温针灸是针刺与艾灸相结合的一种方法。适用于既需要针刺留针，又需施灸的疾病。操作方法为在针刺得气后，将针留在适当的深度，在针柄上穿置一段长约1.5cm的艾卷施灸，或在针尾搓捏少许艾绒点燃施灸。待艾卷燃尽，除去灰烬，再将针取出。此法是一种简便易行的针灸并用方法。其艾绒燃烧的热力，可通过针身传入体内，使其发挥针与灸的作用，达到治疗的目的。

（四）温灸器灸

温灸器灸是将艾绒置于灸器内悬灸的艾灸方法，其作用温和，所以又称温灸法。灸器有温灸筒和温灸盒等。本法可以较长时间地连续应用，较方便而且省时间。

二、非艾灸类

（一）灯火灸

灯火灸是用灯心草蘸油点燃后快速按在穴位上进行焠烫的方法，又称灯草灸、油捻灸。灯火灸疗法有温经散寒、通痹止痛之功。

（二）黄蜡灸

黄蜡灸是指用黄蜡为施灸材料的施灸方法。黄蜡即蜂蜡之黄色者，为蜜蜂科昆虫中华蜜蜂等分泌的蜡质，经精制而成，具有收涩、生肌、止痛、解毒的功效。

（三）药锭灸

药锭灸是将多种药品研末，和硫黄熔化在一起，制成药锭放在穴位上，点燃后进行灸治的一种方法。药锭因药物处方的不同而有阳隧锭、香硫饼、救苦丹等多种。本法主要用于灸治痈疽、瘰疬及风湿痹证，多于局部施灸。

（四）药捻灸

药捻灸是用多种药物制成药捻以施灸的一种方法。《本草纲目拾遗》所载的"蓬莱火"，即药捻灸。本法主要用于治疗风痹、瘰疬、水胀、膈气等。

（五）药线灸

药线灸是使用特制的药线点燃后进行施灸的一种灸疗方法。本法为广西壮族的一种民间疗法，故又称壮医药线灸法。本法临床适应范围广泛，外感病、风湿痹证、肩周炎、高血压、面瘫、乳腺增生、肢体瘫痪、脑炎后遗症等均可选穴灸治。

阴阳调理灸的学术传承与创新

第一节　阴阳调理灸的理论基础

　　阴阳调理灸是以"阴阳学说"为指导，根据患者体质偏颇状态和病证，选取相应的部位施隔姜铺灸，达到温阳通络、固本补虚、调和阴阳之功的新型艾灸技术，包括温中祛湿灸、培元固本灸、温肾暖宫灸/温肾固精灸、补肺益气灸、健脾理气灸和温阳益肾灸。在灸法的分类中，阴阳调理灸属隔物灸，即隔物灸中铺灸的一种。阴阳调理灸是一项源于经典、传承创新的中医特色技术，无创、适应证广、疗效确切、无副作用。阴阳调理灸是周仲瑜教授传承湖北中医大师李家康教授学术思想，带领其临床及科研团队历经10余年总结而成的技术成果。阴阳调理灸技术目前每年惠及2万余人，治疗疾病达100多种，患者体验感好、满意度高。该技术在日常保健和疾病治疗中起着重要作用。

　　阴阳调理灸，以功效命名，旨在通过灸法的温补和温通效应作用于人体特定部位来平衡人体阴阳状态，"阴平阳秘，精神乃治"。阴阳调理灸技术来源于中医经典阴阳学说、体质学说、藏象学说。

一、中医"调和阴阳"思想

　　《素问·宝命全形论》曰："人生有形，不离阴阳。""阳化气，阴成形。"言明阴阳为人之基本。《素问玄机原病式》云："盖人之肥瘦，由血气虚实使之然也，气为阳而主轻微，血为阴而主形体……故血实气虚则肥，气实血虚则瘦。"表述了阴阳偏盛偏衰对人体生长发育和形体形态的本质作用。《素问·阴阳应象大论》亦云："阴盛则阳病，阳盛则阴病。"《素问·阴阳应象大论》载："阴阳者，天地之道也……治病必求于本。"阴阳是人生之本，阴阳失调为疾病发生的根源，调理阴阳是治病之本。总结历代医家经典，无不指出"调和阴阳"的重要性。"阴病行阳，阳病行阴。"《难经本义》注："阴阳经络，气相交贯，脏腑腹背，气相通应，所以阴病有时而行阳，阳病有时而行阴也。"以阴阳理论阐明脏腑阴阳相通，表里相合的关系。在生理上，经脉之气由阴行阳，由阳行阴，维持相对平衡；在病理上，阴病及阳，阳病及阴。故在治疗上可以从阴引阳，从阳引阴，以调节阴阳经脉之气，而达到治疗的目的。这种阴阳相互依存制约的学术思想，是针灸治疗疾病的特点之一。

《素问·标本病传论》曰："凡刺之方，必别阴阳。"首先要知道人体阴阳虚实，方能使用针刺之法。《灵枢·根结》载："用针之要，在于知调阴与阳。调阴与阳，精气乃光，合形与气，使神内藏。"《灵枢·终始》载："凡刺之道，气调而止，补阴泻阳。"阴阳调理灸技术在临床适应于阴证（诸如虚证、寒证、里证等）及防病保健。

二、藏象学说

张景岳曰："象，行象也，藏居于内，形见于外，故曰藏象。"王冰曰："象谓见于外、可阅者也。"藏者藏也，即藏于内者也。象者象也，如形象、图像，即见于外者也。有诸内必形诸外，经络体系的经气活动，正是脏腑之官在外的表现。经络系统与藏象学说相联系。《素问·金匮真言论》："肝、心、脾、肺、肾，五脏皆为阴，胆、胃、大肠、小肠、膀胱、三焦，六腑皆为阳。"阴阳调理灸技术通过外在的经络体系，感传至内在的脏腑，促进阴平阳秘。

《灵枢·营卫生会》："上焦如雾，中焦如沤，下焦如渎。"《难经·六十六难》："三焦者，原气之别使也，主通行三气，经历五脏六腑。"阴阳调理灸中的补肺益气灸作用于上焦，健脾理气灸、温中祛湿灸、培元固本灸作用于中焦，温阳益肾灸、温肾暖宫灸/温肾固精灸作用于下焦，阴阳调理灸的治疗范畴涉及上焦的肺，中焦的脾、胃、肝，下焦的肾、大小肠、膀胱、二阴。阴阳调理灸在三焦主治功效如下。

1.上焦病证 肺卫受邪，感受自然界风、寒、湿邪气。临床表现为发热轻、恶寒重、鼻塞、流涕、多嚏、咽痒、头痛、周身酸痛等寒证。运用阴阳调理灸中的补肺益气灸以补肺散寒、温阳益气。

2. 中焦病证　脾土喜燥恶湿，脾虚失运，水湿滞留，临床表现为四肢困乏，脘腹痞闷，大便溏薄，神疲乏力，厌食油腻等湿阻中焦证，运用温中祛湿灸可温中散寒、和胃祛湿。中焦虚寒，脾胃虚损，脾阳不足，不能温煦脘腹四肢，畏寒肢冷，纳食减少，倦怠神疲，乏力等脾胃虚弱之候，可用培元固本灸以培元补虚、固本益气。肝胃不和，肝气横逆犯胃，胃失和降，以胃脘、胁肋胀满疼痛，嗳气、呃逆、吞酸，情绪抑郁，不欲食之肝气犯胃证，运用健脾理气灸可健脾和胃、理气调中。

3. 下焦病证　肾藏先后天之精，肾精化为肾气，肾气分为肾阳、肾阴。肾阳不足表现为腰膝酸软而痛，男子阳痿早泄，女子宫寒不孕，畏寒肢冷，浮肿，腰以下为甚，下肢为甚，面色白，头目眩晕，面色黧黑无泽，小便频数，清长，夜尿多。运用温阳益肾灸可温肾扶阳、壮骨填精。肾阴阳两虚由肾阴虚发展而来，肾中精气不足，除了阳虚证外兼有阴虚证候，可在温阳益肾灸上配合运用温肾暖宫灸以温肾调经、暖宫祛瘀，温肾固精灸以温肾壮阳、培元固精。

三、体质学说

体质是一种客观存在的生命现象。体质是人体生命过程中，在先天禀赋和后天获得的基础上所形成的形态结构、生理功能和心理状态。体质是一种综合的、相对稳定的固有特质。体质是人体在生长发育过程中形成的与自然、社会环境相适应的个性特征。体质表现为结构、功能、代谢以及对外界刺激反应等方面的个体差异性和对某些病因和疾病的易感性，以及疾病传变转归中的某些倾向性。中医强调"治病求本、因人制宜"的理论，体质是"同病异治、异病同治"治疗原则的重要基础。体质是针灸治病的依据之一，影响针灸疗效。

《灵枢·根结》有布衣匹夫与王公大人之分；《灵枢·终始》有肥人、瘦人之别；《灵枢·逆顺肥瘦》把人分为壮人、瘦人、常人、壮士、婴儿5型；《灵枢·论勇》按胆量把人分为勇、怯2类；《灵枢·卫气失常》将人分为膏、脂、肉、众人4型；《灵枢·阴阳二十五人》以五行学说为理论依据，将人分为金、木、水、火、土5种基本类型，每种类型再各自推演出5种亚型，共分为25种；《灵枢·行针》根据阴阳之气之多少，而分为重阳、阴气多而阳气少、多阴而少阳、阴阳和调之人；《灵枢·通天》根据阴阳之气的多少与偏颇，将人分为太阴、少阴、太阳、少阳、阴阳和平5种；《素问·示从容论》将人分为年长、年壮、年少的不同；《素问·血气形志》根据身心的不同状态将体质分为形乐志苦、形乐志乐、形苦志乐、形苦志苦、形数惊恐5类；《灵枢·本脏》按五脏的形态、大小及坚脆分类等。《灵枢·经水》强调："其脏之坚脆，府之大小，谷之多少，脉之长短，血之清浊，气之多少，十二经之多血少气，与其少血多气，与其皆多血气，与其皆少血气，皆有大数。其治以针艾，各调其经气，固其常有合乎……审切循扪按，视其寒温盛衰而调之，是谓因适而为之真也。"不同体质的人，其脏腑大小、血之清浊，气之多少皆有定数和规律可循，针灸治疗时要守其常规，根据其体质状态予以适当的治疗。

《灵枢·通天》："五态之人，尤不合于众者也。""古之善针艾者，视人五态，乃治之。"体质类型影响疾病的倾向性，不同的体质土壤"生长"不同的疾病。八大偏颇体质中，气虚质、阳虚质、痰湿质、特禀质适宜采用阴阳调理灸进行调理。

1.气虚质 元气不足，以疲乏、气短、自汗等气虚表现为主要特征，易反复感冒，患慢性疲劳综合征、慢性阻塞性肺病等疾病的概率较高。这类体质调理可采用培元固本灸以培元补虚、固本益气。

2.阳虚质 阳气不足，以畏寒怕冷、手足不温等虚寒表现为主要特征，易患不孕症、骨质疏松症、肠易激综合征、膝骨关节炎、痛经等疾病。这类体质调理可采用温阳益肾灸以温肾扶阳、壮骨填精。

3.痰湿质 痰湿凝聚，以形体肥胖、腹部肥满、口黏苔腻等痰湿表现为主要特征，易患脑梗死、高血压、肥胖、高脂血症等疾病。这类体质调理可采用温中祛湿灸以温中散寒、和胃祛湿，配合培元固本灸以培补元气。

4.特禀质 先天失常，以生理缺陷、过敏反应等为主要特征，所患病种比例最高的是哮喘和过敏性鼻炎。这类体质调理可采用培元固本灸以培元补虚、固本益气。

第二节 阴阳调理灸的特点

灸法是以艾绒或药物为主要灸材，点燃后放置在体表的腧穴或病变部位处烧灼和温熨，借其温热刺激及药物作用，通过经络的传导，起到温通气血、扶正祛邪的作用，达到治疗疾病、预防保健目的的一种外治方法。同时，阴阳调理灸以湖北蕲艾为原材料，运用道地药材确保了灸法功效的发挥。作为传统灸法的创新，阴阳调理灸有以下两方面特点。

一、学术特点

阴阳调理灸法以中医阴阳学说、藏象学说、体质学说为理论根源。阴阳从本质上来说属于我国古代哲学范畴，起源于商周，成熟于战国与秦汉之际。阴阳最初的含义很朴素，系日光的向与背，即向日为阳，背日为阴。古人通过长期的实践和对各种自然现象的观察，逐渐发现事物都普遍存在着相互对立的两个方面，进而认识到两者的运动变化促进了事物的发生、发展，故以阴阳解释自然界的各种现象，形成阴阳学说。阴阳学说渗透到中医领域，影响着中医学的形成和发展，其贯穿在中医的各个方面，用来解释人体生理、病理现象，分析、归纳疾病的性质和分类，从而作为预防、诊断和治疗的根据，指导着临床医疗实践，是中医理论体系的重要组成部分。阴阳调理灸法遵循古理，以中医学理论核心为立论基础，将阴阳消长中的动态平衡作为治疗疾病的根本目的。藏象学说是研究人体脏腑的生理功能、病理变化及其相互关系的学说。藏象包括五脏及其生理活动和病理变化表现于外的各种征象。它是历代医家在医疗实践的基础上，在阴阳五行学说的指导下，概括总结而成的，是中医学理论体系中极其重要的组成部分。五脏六腑均有其特殊的生理功能和病理表现，同时各脏腑功能相互影响、相互制约、相互依存、相互为用。阴阳调理灸法以藏象学说为基础，重视对脏腑功能的审判，抓住主病之脏/腑，调节脏腑功能。阴阳调理灸法另一大理论特点是以体质学说为切入点。体质是人类个体生命过程中，在先天禀赋和后天获得的基础上所形成的形态结构、生理功能、心理状态等方面的综合的特质，其具有差异多样性、相对稳定性、后天可调性的特点。阴阳调理灸法正是基于此，强调了三因制宜的技术特点，从整体观出发，通过调和阴阳、调节脏腑功能、改善人体体质、减少患者易感因素等对疾病进行治疗。不同于"头病医头""脚病医脚"的治疗方法，阴阳调理灸法的特点之一是注重将整体观念和辨证论治两大中医治病体系相结合，秉持平衡阴阳的理念，力求解决疾病发生的根源问题，最终达到促进疾病康复的目的。

阴阳调理灸承袭湖北中医大师李家康教授"补肾祛瘀、调和阴阳"的经典学术思想。李家康教授出生于中医世家，师承其父伤寒泰斗李培生老先生，从事针灸临床50余年。李家康教授临证时强调辨病审因、辨证施治，擅长中药治其内，针灸治其外，针药并治疑难病，重视对阴阳经气的调节，以补肾培元为基本大法，提出"补肾祛瘀，调和阴阳"，并将其贯穿于临床实践中，对颈椎病、腰椎病、中风病、面瘫病等常见病临床疗效显著。《扁鹊心书》云："夫人之真元乃一身之主宰……保命之法，灼艾第一。"《本草纲目》载："艾叶，生凉熟热……可以取太阳真火，可以回垂绝阳……灸之则透诸经而治百种病邪。"其弟子周仲瑜教授师承名老中医李家康教授之说，注重灸法在临床中的应用，将此经典学术思想应用于灸法治病过程。周仲瑜教授重视调和阴阳的诊治理念，以"从阴引阳，从阳引阴"为法，从针灸治病的理、法、方、穴辨证施治规律中，创新性地提出具有临床应用价值的阴阳调理灸法。

二、治疗特点

1. **"调理阴阳，以平为期"为理** 《素问·三部九候论》曰："无问其病，以平为期。"临床治病的关键在于调理阴阳的偏盛偏衰。阴阳调理灸创始人周仲瑜教授临证时常言"知为病者，先调阴阳"，通过辨证与辨经结合，选穴用方，或针或灸，或补或泻，扶正祛邪，使机体逐渐恢复到阴阳平衡状态。阴阳调理灸法以"调理阴阳，以平为期"为理，通过"阴病治阳，阳病治阴，定其血气，各守其乡"的治疗手段，选择合适的温中祛湿灸、培元固本灸、温肾暖宫灸/温肾固精灸、补肺益气灸、健脾理气灸、温阳益肾灸等灸法技术操作，使阴阳气血各归其位，各司其职，平衡协调。不论应用何种操作方法，其目的均是将机体重新调整至平衡状态。周仲瑜教授认为"调理阴阳，以平为期"乃是阴阳调理灸法治疗疾病的最高原则及最终目标。

2. **"从阴引阳，从阳引阴"为法** 《素问·阴阳应象大论》曰："故善用针者，从阴引阳，从阳引阴。"《素问注证发微·阴阳应象大论》载："知阳病必行于阴也，当从阴以引之，而出于阳。知阴病必行于阳也，当从阳以引之，而离于阴。"表明当机体处于阴阳失衡之时可遵循"从阴引阳，从阳引阴"之规，采用"阴阳互引"的方法以平衡阴阳，治疗疾病。周仲瑜教授指出，胸腹为阴，腰背属阳，人体气血阴阳借经脉系统交融贯通，从阴至阳、从阳至阴，相通相应，维持机体的健康。疾病情况下，阴阳的动态平衡状态被打破，或阴盛阳衰或阳盛阴虚或两者俱不足。阴阳调理灸选用胸腹、腰背腧穴施灸，发挥艾灸独特的温通温补之功效，基于"阴阳互生互用""通阳理气与益阴养元相配合"的理念，调节脏腑功能，疏通经脉气血，促进阴生阳长，最终达到阴平阳秘，阴阳平衡的状态。

3. **"整合灸法，三因制宜"为技术特点** "针所不为，灸之所宜"，对于慢性、虚性、顽固性疾病以及偏颇型体质的患者，单以针刺难以奏效，而"取艾之辛香作炷，能下二经，入三阴、理气血，以治百病，效如反掌"。阴阳调理灸正是基于此，将通阳理气与益阴温元相融合，"从阴引阳，从阳引阴"，以治病求本和调理体质为切入点，将防治疾病与中医体质辨识结合，基于灸法温补温通效应，对施灸的部位、施灸的顺序、施灸的刺激量进行归纳整合，采取不同灸材，选择不同时间，辨证辨经，对不同体质的适应人群进行辨证施灸，充分发挥经络、腧穴、灸疗的协同作用，达到治疗疾病、预防保健、标本兼治之目的。

阴阳调理灸讲究因人、因时制宜，以发挥灸法调和阴阳之功效。"因人制宜"倡导"以人为本"，医者辨体质、辨病证施治开展个体化医疗，通过对灸时、灸位、灸材、灸量、灸序的思考和选择，开创了温中祛湿灸、培元固本灸、温肾暖宫灸/温肾固精灸、补肺益气灸、健脾理气灸、温阳益肾灸等多种灸法。四时阴阳盛衰更替，不同季节、时辰均有不同的生理状态或病理特点，防病保健亦或诊治疾病需要注重择时予以适宜的干预方法，此谓因时制宜。因时制宜是中医整体观、天人相应的重要体现。《素问·金匮真言论》曰："五脏各以其时受病，非其时各传以与之。""冬病在阴，夏病在阳，春病在阴，秋病在阳。""人与天地之气生，四时之法成。"三伏灸、三九灸为阴阳调理灸在一年中择时施灸的体现，在一年中最炎热或最寒冷季节予以艾灸，传承《内经》"春夏养阳、秋冬养阴"养生理论，冬病夏治、冬病冬防，促进阳生阴长，调和阴阳失衡状态。阴阳调理灸选取湖北蕲春的道地药材——蕲艾。蕲艾与普通的艾的不同之处在于其植株高大，可达1.8~2.5m，叶厚纸质，被毛密而厚，含挥发油多，香气浓郁，干叶揉之可成绒团。

4.规范化操作 灸法能够补针药之不足，"凡病药之不及，针所不到，必须灸之"。其临床应用广泛，既可单独使用，也可配合针刺或药物应用，急慢性病均可应用。虽然灸以治病的理论已有上千年的历史，但从现存的文字记载来看，对于艾灸疗法具体的操作和理论论述的文献记载相对针刺、汤药来说仍显匮乏。现代医家在实际临床应用上普遍重针轻灸，灸以"久""火"组之，在操作方法、操作流程等方面较针刺繁琐。目前，灸有不同操作方法，不同灸法适宜不同体位、不同部位、不同疾病、不同证型，在临床应用上见仁见智，操作质量无法统一。阴阳调理灸法作为一套系统的艾灸治疗方法，从灸位、灸时、灸序、灸量、灸材五个角度进行总结归纳，规范技术操作，以便保证临床疗效和应用推广。周仲瑜教授带领团队在多年的临床实践中进行总结和改进，不断采集施术者及受术者反馈意见，从灸前准备、灸中操作、灸后护理、注意事项等多个方面均予以规范，最终形成一套切实可行、利于推广的技术操作规范，并已公开发表。

第三节 阴阳调理灸的治疗原理和主治作用

一、治疗原理

（一）物理作用

阴阳调理灸属于铺灸范畴，是将艾绒点燃后放置在体表的腧穴或病变部位，对局部产生温热刺激的一种灸疗方法，性温走窜的艾借助火力，能使局部表皮上温度及其真皮下的温度升高。艾燃烧时产生一种十分有效并适宜于机体的红外线，其辐射能谱范围在 $0.8\mu m$~$5.6\mu m$ 之间，这表明燃烧艾绒时的辐射能谱不仅具有远红外热辐射特征，而且还具有近红外光辐射特征。不论是近红外线还是远红外线，均具备较强的穿透力，易于被人体吸收，转化为机体的内能。这种红外辐射既能为机体细胞代谢活动、免疫功能提供必需的能量，也能为能量缺乏的病态细胞提供活化能量，并有利于生物大分子氢键偶极子产生受激共振，从而使灸的温热刺激产生一种良性的治疗作用。从宏观上来讲，能量过程是生命系统中的基本过程，而热是能量过程的重要表现形式，生命现象的各个层次无不包含热效应。艾灸能够使局部的皮肤组织代谢能力加强，促进炎症、瘢痕、浮肿、黏连、渗出物、血肿等消散吸收，并对人体体液机制产生影响，继之体液机制引起高级调节植物中枢方面的变化，从而呈现出对心血管、呼吸、消化、泌尿、神经、体液、内分泌等系统的良性调节作用。阴阳调理灸的热能可以促使生物组织状态恢复或维持正常的生物组织状态，由其产生的这种红外辐射穿透人体，作用于穴位，使局部皮肤充血，毛细血管扩张，增强局部的血液循环与淋巴循环，缓解和消除平滑肌痉挛。阴阳调理灸除了具备普通传统灸法的物理温热效应，同时将生姜之辛温走窜之力发挥极致，姜艾结合，可促使灸感传导。阴阳调理灸法综合了热能、艾、姜的三重功效，产生协同作用，达到更好的治疗效果。

（二）药理作用

《本草从新》记载："艾叶苦辛，生温熟热，纯阳之性，能回垂绝之元阳，通十二经，走三阴，理气血，逐寒湿，暖子宫……以之灸火，能透诸经，而除百病。"艾叶主要含有正二十九烷、正三十一烷、二十二烷、三十一烷等，局部艾熏可分别抑制金黄色葡萄球菌、乙型溶血性链球菌、大肠杆菌和绿脓杆菌，以艾作灸本身即能产生治疗作用。艾燃烧后的生成物能够通过热能渗透进施灸部位的皮肤，有学者认为这种物质发挥了抗氧化、清除自由基的作用。同时我们在临床上观察到，优质艾叶燃烧后的艾烟不仅不会呛人肺鼻，还能驱浊避秽。

《外治医说》中指出："外治之理，即内治之理，外治之药，即内治之药，所异者法耳。"阴阳调理灸在传统艾灸温经通络的基础上，结合应用生姜，将新鲜生姜研末去汁，制模平铺于腧穴部位。生姜中的生姜醇提取物能兴奋血管运动中枢、呼吸中枢和心脏，属益气补血、养阴扶阳之品。其入肺、脾、胃经，为辛温之品，含有较多挥发油，能够对表皮细胞产生刺激，造成良性损伤。阴阳调理灸增加了细胞膜的通透性，皮肤腺体的开口因这种刺激而增大，加之温热物理效应的产生，更加有利于艾叶和生姜药性的吸收和转运，增强灸感的循经传导和深入。阴阳调理灸集热、艾、姜、腧穴、经络于一体，针对患者体质偏颇状态和病证，采用不同施灸方式，达到治病防病的目的。

（三）经络腧穴功能特征

经络学是中医学的重要组成部分，它阐释的是人体组织结构的问题，它是针灸人的立足之根，是针灸治疗的理论基础。在中医学中，经络是气血运行，联系脏腑、体表及全身各部位的通道，是人体功能的调控系统。"经"原意是织布机上的"纵丝"，有路径的意思，简单说就是经络系统中的主要路径，存在于机体内部，贯穿上下，沟通内外；"络"原意是"网络"，简单说就是主路分出的辅路，存在于机体的表面，纵横交错，遍布全身。经络连起来就是指人体沟通内外，贯穿上下，纵横交错，遍布全身的通道系统。腧穴在《黄帝内经》里被称为"节""会""气穴""气府"等，经过长久的发展，它的名字才逐渐确定，后世的《太平圣惠方》称腧穴为"穴道"，《铜人腧穴针灸图经》称为"腧穴"，而《神灸经纶》称为"穴位"。《灵枢·九针十二原》认为腧穴是"神气之所游行出入也，非皮肉筋骨也"。《素问·气府论》称腧穴是"脉气所发"。腧穴是人体脏腑经络气血输注出入的部位，它不是孤立于体表的点，而是与深部组织器官有密切联系、互相疏通的特殊部位。这个"疏通"是双向的，既可从内通向外，反映病痛，也可从外通向内，接受刺激，防治疾病。

阴阳调理灸根据不同经络腧穴的功能特性，分别选择以中脘、神阙、关元为中心的圆形范围以及以背部督脉、膀胱经分别对应的上、中、下三焦部位，而施以隔姜铺灸。其特点在于对腧穴、经络既有针对性又有广泛性的热性刺激，除了发挥经络腧穴本身的治疗特性，还能起到全身治疗、良性调节、改善体质的作用。由于经络是一个多层次、多功能、多形态的调控系统，阴阳调理灸在穴位/部位上施灸时，能够影响其他层次的生理功能。在这种循环感应过程中，经络腧穴在灸疗的作用下会循经感传，或异经感传，或直达病所，热能、药性、经络腧穴之间产生相互激发、相互协同、作用叠加的结果。在阴阳调理灸中，经络腧穴是治疗之内因，艾则是治疗之外因，该技术将艾、姜、腧穴、经络更好地结合，以防病治病。

二、主治作用

阴阳调理灸法的应用范围广泛，既能治未病，又能治已病，既可用于防病保健，调理亚健康状态，又用于治疗体表或内脏的各种病症，能够从治病求本的角度来解决问题。综合起来，阴阳调理灸的主要作用为温阳通络、培元固本、调和阴阳。

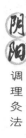

（一）温阳通络

《素问·异法方宜论》曰："北方者天地所闭藏之域也。其地高陵居，风寒冰冽……藏寒生满病，其治宜灸焫。"《灵枢·刺节真邪》曰："脉中之血，凝而留止，弗之火调，弗能取之。"《灵枢·禁服》也有云："陷下者，脉血结于中，中有着血，血寒，故宜灸之。"明代高武在《针灸聚英》中提出过灸治三则："一则沉寒痼冷；二则无脉知阳绝也；三则腹皮急而阳陷也，皆灸所宜也。"艾灸本身就具备温经散寒的功效，艾能温阳气、行气血、通诸经、逐寒湿，加之灼烧后的温热效应，配合阴阳调理灸中生姜的使用，腧穴经络特性，四者结合，更能增强其温阳气、散寒邪之功。气温则血滑，气寒则血涩，阴阳调理灸的这种温热刺激，使得经络得以温通，气血则运。在临床上对于一切寒凝经脉滞涩、气血运行不畅而无热象的疾病均可应用阴阳调理灸。例如，当患者外感风寒湿邪留滞于腰部，出现腰部疼痛、活动受限，可应用阴阳调理灸之温阳益肾灸，达到温肾扶阳、温经逐痹、通络止痛之功。

（二）培元固本

《扁鹊心书》云："人于无病时，常灸关元、气海、命门、中脘，虽不得长生，亦可得百年寿。"结合经典医籍、腧穴性质及临床经验总结，阴阳调理灸以背部五脏腧穴以及腹部强壮要穴为主要的施灸部位。针术偏于凉泻，灸术偏于温补。阴阳调理灸所选穴位，特性均以巩固根本，培补元气为目的。例如，临床上出现了脾胃虚寒而致消化不良、慢性腹泻者，采用阴阳调理灸之温中祛湿灸，能够起到温补后天之本，散寒止泻的功效。又如，临床上遇到平时常感四肢不温、疲乏的患者，施以培元固本灸，达到培元补虚、固本益气之目的。阴阳调理灸充分结合腧穴特性，以补益强壮穴为施灸中心，既能固护先天之本，又能培补后天之气，达到培元固本之目的。

（三）调和阴阳

阴阳失调是疾病发生发展的根本原因，调和阴阳是针灸治病的最终目的，故《灵枢·根结》曰："用针之要，在于知调阴与阳，调阴与阳，精气乃光。"对于灸法来说亦是如此。"谨察阴阳所在而调之，以平为期"是阴阳调理灸法应用于临床的根本原则及目的。

阴阳调理灸根据经络阴阳属性不同，以督脉、任脉为主要干预经脉。阴阳调理灸注重灸位，不论从经络亦或从腧穴出发，皆是以温阳补阳为中心，旨在顾护阳气之本。《素问·生气通天论》曰："阳气者，若天与日，失其所则折寿而不彰。"《扁鹊心书》又有"阳精若壮千年寿，阴气如强必毙伤"之说。对于阳气的重视及顾护，上可追溯至《黄帝内经》，历代医家在行医中承袭该思想，进一步而有扶阳一派之说。周仲瑜教授指出，现代人生活方式及节奏的改变，不慎起居、熬夜久坐、食物偏好生冷滋腻、抗生素或激素类药物滥用损伤阳气，人群普遍呈现阳气不足的亚健康状态。"阳生阴长，阳杀阴藏"，阳气旺盛可防止衰老和疾病产生。"善补阳者，必于阴中求阳，则阳得阴助而生化无穷"。任脉之穴既可温补阴精，亦可振奋脏腑之阳。督脉为"阳脉之海"，任脉为"阴脉之海"，两经交接，统领人体之气血阴阳，阴阳调理灸法以此两条经络为主线，进行艾灸疗法，旨在调和阴阳。《灵枢·终始》曰："阴盛而阳虚，先补其阳，后泻其阴而和之；阴虚而阳盛，先补其阴，后泻其阳而和之。"例如，临床上若出现肾精亏虚、阴阳不和的更年期综合征，阴阳调理灸法以"调理阴阳、以平为期"为理，不拘泥于传统艾灸方法及形式，采用腹部培元固本灸与背部温阳益肾灸相交替的方法，"从阳引阴，从阴引阳"，达到阴阳调和之目的。

第四节　阴阳调理灸的辨证治疗和穴位处方

一、辨证

（一）阴阳辨证

灸法处方的最大特点是因人而异，辨证施灸，纠偏祛病，平衡阴阳，使人体恢复到最佳状态。对于慢性病患者，如心血管疾病、贫血、哮喘、关节痛等患者而言，长期施用灸法，可以起到治疗疾病的作用。外科手术恢复期、产后以及大病初愈等出现虚弱诸证，无论是因虚致病，还是因病致虚者，均宜施用灸法。这样能有效促使虚弱者恢复健康，提高生命质量。中年人由于机体各脏器功能随着年龄增加逐渐下降，而生活工作等压力都在上升，容易未老先衰，如须发早白、腰疼腿软、神疲乏力、心悸失眠、记忆衰

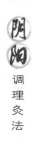
退等，亦须及时健康投资，首选施用灸方，以增强体质，防止早衰。老年人气血衰退，精力不足，脏腑功能低下，可以施用灸法，以抗衰延年。阴阳调理灸不同于普通灸法之处在于其以阴阳学说为指导，辨证施灸，艾灸形式安全多样，标本兼治。以阴阳调和为目标实施个性化治疗，可调理气血、扶正祛邪、防治疾病，对阴阳失衡患者起到调和阴阳、标本同治的作用。

（二）辨病因

辨病因是指探求疾病发生的根本原因，是辨证的主要内容。病因一般通过问诊获得，如因情志不畅、肝气郁结导致的胸胁疼痛，过食生冷食物导致的腹痛等；部分病因需要通过对临床表现等分析进行审证求因，如风寒或是风热导致的感冒，气血虚弱或是气滞血瘀导致的痛经等。

（三）辨病位

辨病位就是确定病证发生所在的部位。致病因素作用于人体而发病时，脏腑、经络、五官九窍、四肢百骸以及气血津液等都可能成为病位。如心脾两虚证，病位在心脾。常用的定病位的方法有以下四种：

1.表里定位法　主要用于外感病证。六经病证中，三阳主表，少阳为半表半里，三阴主里；卫气营血病证，病位按照由表入里顺序排列。

2.上下定位法　主要运用于六淫邪气致病和湿温病证中。如风邪侵上，湿邪伤下；湿温病中存在上、中、下三部。

3.气血定位法　主要是辨证在气、在血，运用于杂病辨证。新病入气，久病及血。

4.脏腑定位法　主要是辨别病证在不同脏腑部位的方法。可以通过以下几个方面定位：脏器与病因方面的关系（风伤肝、湿伤脾等）、脏器与季节相应的关系（春病位在肝、夏病位在心等）、脏腑各自生理特点和临床表现（如肺主气，肺病证表现有咳嗽、气喘等症状）。

（四）辨病性

病性指的是区分病症的性质。正邪斗争引起阴阳失调，表现为阴阳的偏盛、偏衰，具体体现在机体的寒热、虚实。

1.寒热定性　从病因来看，感受寒邪多为寒证，感受热邪多为热证；从临床表现来看，寒证以冷、凉为特点，热证以温、热为特点。值得注意的是，在内伤杂病中，寒热常可揭示体内阴阳盛衰变化，如阳盛则热、阴盛则寒、阳虚则内寒、阴虚则内热等。

2.虚实定性 邪气盛则实，六淫、痰饮、食积、瘀血等有形之邪所致病证可定性为实；精气夺则虚，先天不足、后天失养、久病重病、房劳过度等所致病证可定性为虚。凡机体处于亢盛、有余、兴奋状态，邪正交争剧烈者，可定性为实；凡机体处于虚弱、衰退、不足状态，抗病能力低下者，可定性为虚。

（五）辨病机

辨病机即将病因、病位、病性等有机结合，全面解释疾病发生的机理。如盗汗为阴虚证，自汗为气虚证。

辨病因、辨病性、辨病位、辨病机基本可以确定疾病的证型。此外，还需根据疾病的深浅、轻重辨别病情，根据病证特点辨病势，最后来确定疾病证型。如风寒束肺证，病因为风寒，病位在肺，病性为寒。

二、治疗原则

中医学认为，人是一个有机的整体，与自然、社会息息相关。在正常情况下，人体生理活动与外界环境处于动态平衡的"健康"状态，即"阴平阳秘"。疾病产生的根源在于阴阳失衡，故治病求本，理应调和阴阳。马蒔在《素问注证发微·阴阳应象大论》言："知阳病必行于阴也，当从阴以引之，而出于阳。知阴病必行于阳也，当从阳以引之，而离于阴。"强调针对阴阳失衡类疾病的治疗，可采用"阴阳互引"的方法。《素问·阴阳应象大论》曰："故善用针者，从阴引阳，从阳引阴。"表明"从阴引阳，从阳引阴"即病在阳而治其阴，病在阴则治其阳；或从阴而引阳分之邪，从阳而引阴分之气。其中阴阳也不局限于经脉之阴阳，可指经络、脏腑、表里、气血之阴阳，上下、左右部位之阴阳。

以阴阳调和为目标实施个性化治疗，可温通气血、扶正祛邪、防治疾病，对阴阳失衡患者起到调和阴阳、标本同治的作用。

阴阳调理灸是根据不同疾病不同体质，制定不同治疗方案，以阴阳调和为目标实施个性化治疗的手段。阴阳调理灸的治疗原则：从阴引阳，从阳引阴，治病求本，调和阴阳。

身体各系统的阴阳失调均可根据实际情况制定个性化的治疗方案，如呼吸系统疾病（感冒、过敏性鼻炎、支气管哮喘、慢性支气管炎、咳嗽等）、消化系统疾病（胃痛、胃下垂、呕吐、呃逆、腹痛、泄泻、痢疾、便秘等）、泌尿生殖系统疾病（不孕不育、阳痿早泄、膀胱过度活动症、前列腺增生、尿失禁、盆腔器官脱垂、尿潴留等）、骨关节疼痛性疾病（颈椎病、肩关节周围炎、腰椎间盘突出症、坐骨神经痛、慢性腰肌劳损、膝骨关节炎、类风湿关节炎、强直性脊柱炎、骨质疏松症、网球肘、陈旧性踝关节扭伤、腱鞘炎、退行性脊柱炎、项背肌筋膜炎、退行性髋关节炎等）、妇科疾病（月经不调、痛经、经前期紧张综合征、闭经、崩漏、绝经前后诸证、带下病、不孕症等）、神经系统疾病（眩晕、周围性面神经炎、脑卒中恢复期、头痛、重症肌无力、肌营养不良、神经性耳鸣、神经性耳聋等）、亚健康状态（睡眠障碍、慢性疲劳综合征、畏寒、体虚易感冒、体虚自汗等）及其他疾病，如脱发、黄褐斑、乳腺增生病、衰老、肥胖症等。

三、穴位处方

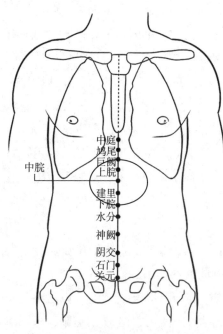

中庭
鸠尾
巨阙
上脘
中脘
建里
下脘
水分
神阙
阴交
石门
关元

图1　温中祛湿灸的施灸部位示意图

胸腹为阴，腰背属阳，阴阳调理灸取腹部和背部相应腧穴施用灸法，蕴含"从阴引阳，从阳引阴"之法则，在促进阳生阴长的同时，调节脏腑助腹背阴阳气血交贯，可达协调阴阳平衡之功。阴阳调理灸采用一人一方，根据患者疾病诊断及辨证进行施灸及制定阴阳调理灸处方。

1.温中祛湿灸　适用于脾虚湿盛、中焦寒湿，如脾虚湿阻型肥胖症、虚寒性胃痛等。以中脘为中心，在半径8~10cm的圆形范围施隔姜铺灸，以温中散寒、和胃祛湿，如图1所示。

中脘为经穴名，出自《针灸甲乙经》。别名上纪、太仓、胃脘，在上腹部，前正中线上，当脐中上4寸，属任脉。中脘为任脉、手太阳、手少阳、足阳明经之交会穴。中脘为胃之募穴，八会穴之腑会，是脾胃生化输布的枢纽，营卫气血之源，且痰湿生于脾，腑以通为顺，故中脘可使三焦气化，散布精微于五脏六腑，开胃止痛、行气、化痰湿。简而言之，中脘具有补中气、理中焦、化滞和中之功。对中脘进行刺激，能增强脾胃功能，生"胃气"。《中藏经》说："胃气壮，五脏六皆壮也。"五脏六腑皆壮则能抵御外邪。中脘主治胃痛，呕吐，呃逆，反胃，腹痛，腹胀，泄泻，痢疾，疳疾，黄疸，水肿。中脘可调理中焦，健脾和胃，通调水道，故将其作为温中祛湿灸的中心点。既可发挥中脘理中焦、化滞和中之功，又可发挥隔姜铺灸温通经络、调和气血、祛湿散寒的作用，从而使腹部经络得通。在半径8~10cm的圆形范围，除任脉上的上脘、中脘、建里、下脘外，还覆盖胃经的承满、梁门、关门，肾经的商曲、石关、阴都、通谷等穴。承满、梁门为胃经穴，主和胃止痛，治疗胃痛、吐血、食欲不振、腹胀等。关门对腹胀、腹痛、肠鸣泄泻及水肿等效果显著。诸穴合用起到和胃止痛、理气通腑的作用。商曲健脾和胃、通肠消滞、消积止痛、运化水湿、清热降温。石关行气通关、调理冲任、通肠和胃。阴都调和脾胃、调畅气机、降浊升清、调理胃肠、宽胸降逆。通谷具有健脾和胃、宽胸安神的作用。肾经、胃经、任脉合用起到温中散寒、和胃祛湿的作用。

2.培元固本灸 适用于元气不足、脾肾气虚，如脾气虚弱型慢性疲劳综合征、心脾两虚型失眠。以神阙为中心，在半径8~10cm的圆形范围施隔姜铺灸，以培元补虚、固本益气，如图2所示。

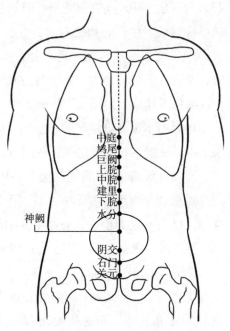

图2 培元固本灸的施灸部位示意图

神阙位于肚脐正中央，当为元神之门户。《针灸穴名解》曰："本穴在脐，脐为先天之结蒂，又为后天之气舍，此间元气尚存，在内紧接近大小两肠，大肠为传导之官，变化出焉，小肠为受盛之官，化物出焉，两肠俱关于化，即大而化之谓神也，因此而得名神阙。"因神阙在腹部正中央，为阳居阴位，所以本穴宜灸而不宜针刺，是历代禁针而重灸的要穴。《针灸甲乙经》记载："脐中禁不可刺。"并指出针刺神阙后产生的严重后果是"禁不可刺，刺之令人恶疡遗矢者，死不治"。后世还创用了多种脐灸疗方法，如隔盐灸、隔姜灸、隔葱灸、隔附灸、药饼灸等。从《肘后备急方》记载"治卒霍乱诸急方，若烦闷凑满以盐内脐中上灸二七壮；治救卒中恶死，灸脐中百壮"到《类证普济本草方》中"治结胸……用唾液和成膏，填入脐心，以艾灸其上"均反映了古人灸神阙的成功经验。神阙与督脉相表里，连十二经脉、五脏六腑、四肢百骸，能通达百脉，可谓一穴而系全身，可调阴阳、补气血、温脾肾、培元气。艾灸神阙具有强身健体、防病、延缓衰老、补虚疗损、鼓舞一身之阳气的作用。

培元固本灸以神阙为中心施灸，覆盖关元、中脘、气海等穴。关元为小肠募穴，足三阴经与任脉之会，具有培肾固本、调理冲任、补益精血、健脾疏肝等功效。中脘为胃之募穴，八会穴之腑会，为任脉与足阳明经交会穴，可调理胃气，通达六腑，具有补益、疏理中焦气机的作用。气海为肓之原穴，是元气汇聚的地方，具有补益真元之功。以上诸穴、诸经共用，从根本上改善患者体虚。协同发挥培元补虚、固本益气的功效。

培元固本灸充分结合腧穴特性，以补益强壮穴为施灸中心，既能固护先天之本，又能培补后天之气，达到培元固本之功效。

3.温肾暖宫灸/温肾固精灸 适用于肾阳不足、气虚血瘀，如寒凝血瘀型月经病、肾虚胞寒型不孕、肾气不固/下焦瘀滞型尿失禁、肾精亏损型不育等。以关元穴为中心，在半径8~10cm的圆形范围施隔姜铺灸，用于女性以温肾调经、暖宫祛瘀，用于男性以温肾壮阳、培元固精，如图3所示。

关元穴位于下腹部，脐下3寸，为小肠募穴，足三阴、任脉之会，临床有培肾固本、调理冲任、补益精血等功效。自古就有灸关元以治病养生之说，"针必取三里，灸必加关元"。艾灸关元可以治疗泌尿系统疾病。《备急千金要方》云："妇人绝嗣不生，胞门闭塞，灸关元三十壮，报之""凡脐下绞痛，流入阴中，发作无时，此冷气，灸关元百壮，穴在脐下三寸。"《扁鹊心书》云："小便下血乃房事劳损肾气，灸关元二百壮""若肾气虚脱，寒精自出者，灸关元六百壮而愈。"现代研究表明，艾灸关元可以出现靶器官效应，包括邻近组织器官和远部特定组织器官，对肠道、子宫、卵巢、膀胱及腰骶部均会起到良性调节作用。艾灸关元可以减缓子宫结构衰退、调节性激素水平分泌、抑制子宫细胞凋亡等。

关元又称"丹田"，人体元阴元阳交关之所。关元为足三阴经与任脉之交会穴，具有培元固精、理血暖宫的作用，故将其作为温肾暖

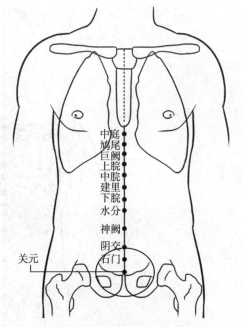

图3 温肾暖宫灸/温肾固精灸的施灸部位示意图

宫灸的中心点。唐代杨玄操注："脐下肾间动气者，丹田也。丹田者，人之根本也，精神之所藏，五气之根元，太子之腑也。"表明关元为人体元气藏身之处，十二经气之根及脏腑机能活动的原动力储蓄处。艾灸关元可温补下元、调和气血、协调阴阳。以关元为中心施隔姜铺灸，施灸范围涵盖中极、关元、气海、石门、神阙等任脉腧穴，且行经膀胱之上，有助阳益气、调理三焦之功。关元和神阙均位于腹部任脉上，有养精益气、协调阴阳之效。关元为真气所系，是阴中有阳的穴位，气海为"生气之海"，石门为三焦之募穴，为原气所发之处，可共同发挥滋肾调经、养护胞宫之功。其作用可通过艾灸温热刺激渗透肌层直达膀胱，而姜具有温经助阳的功效，两者联合使用，共奏温化下焦、充盈肾气、通利水道之效。

4.补肺益气灸 适用于肺气不足、脾肺气虚，如风寒束肺型慢性咳嗽、脾肺气虚型易感体质等。补肺益气灸在大椎到双侧肩井、双侧肩井至膈关所共同形成的范围施隔姜铺灸，以补肺散寒、温阳益气。从而使伏痰得化，鼻窍得通，如图4所示。

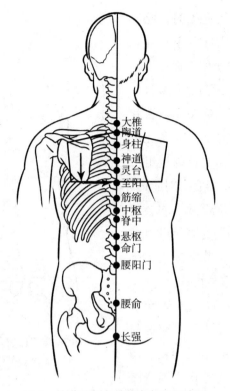

大椎
陶道
身柱
神道
灵台
至阳
筋缩
中枢
脊中
悬枢
命门
腰阳门
腰俞
长强

图4　补肺益气灸的施灸部位示意图

　　补肺益气灸以背部肺俞、大椎、身柱、膈俞等穴为主，温经散寒，固护肺卫，开泄腠理，使侵入体内的寒邪得以祛除。大椎，大，多也；椎，锤击之器也。此指穴内的气血物质为实而非虚也。大椎名意指手足三阳的阳热之气由此汇入本穴，并与督脉的阳气上行头颈。本穴物质一为督脉陶道穴传来的充足阳气，二是手足三阳经外散于背部阳面的阳气，穴内的阳气充足满盛如椎般坚实，故名大椎。本穴物质为手足三阳经的阳气及督脉的阳气汇合而成，故为手足三阳及督脉之会。肩井出自《素问·气穴论》，原称肩解，《针灸甲乙经》始名肩井，别名膊井、肩解，属足少阳胆经。肩井是手少阳三焦经、足少阳胆经、足阳明胃经、阳维脉的交会穴。肩即肩部，井即水井，此穴在肩上，局部凹陷如井，故名肩井。肩，穴在肩部也。井，地部孔隙也。肩井名意指胆经的地部水液由此流入地之地部。本穴物质为胆经上部经脉下行而至的地部经水，至本穴后，经水由本穴的地部孔隙流入地之地部。本穴气血为地部经水，气血主要集中在地之表部，天部层次气血因而处于空虚之状，阳维脉的气血及手少阳经天髎穴吸热上行的气血因此汇入穴内，故本穴为手少阳阳维之会。肩井有疏导水液、通经活络、豁痰开窍、祛风清热、活络消肿的作用。膈关，中医针灸穴位之一，出自《针灸甲乙经》，为足太阳膀胱经穴。主要治疗饮食不下，呕吐，胸中烦闷，脊背强痛。《针灸甲乙经》："背痛恶寒……呕吐多涎，膈关主之。"膈，心之下、脾之上也。关，关卡也。该穴名意指膈膜中的阳气由此上输膀胱经。在以上诸穴上施灸可调理阴阳、通经活络、豁痰开窍、补肺散寒、温阳益气。

大椎到双侧肩井、双侧肩井至膈关所共同形成的范围覆盖了督脉、膀胱经第一侧线、膀胱经第二侧线、胆经等经络，包含陶道、身柱、神道、灵台、大杼、风门、肺俞、厥阴俞、心俞、督俞等主要腧穴。诸穴共同作用以补肺散寒、温阳益气。

5.健脾理气灸 适用于肝郁脾虚、脾阳不足，如肝气乘脾型胃肠功能紊乱，脾胃虚弱型腹泻、便秘等。在双侧膈俞至气海俞、双侧魂门至胃仓所共同形成的范围施隔姜铺灸，以健脾和胃、理气调中，如图5所示。

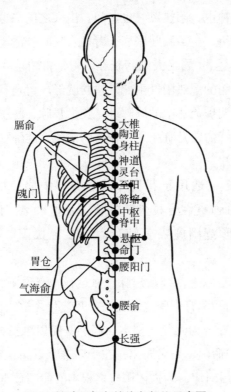

图5 健脾理气灸的施灸部位示意图

健脾理气灸沿督脉、膀胱经施治，督脉总督全身阳气，膀胱经背俞穴乃脏腑之气输注的部位。健脾理气灸以膈俞、肝俞、胃俞、气海俞、魂门、胃仓为要，可健脾和胃、疏肝理气。膈俞，膈，心之下、脾之上也。膈膜中的气血物质由膈俞外输膀胱经。本穴物质来自心之下、脾之上的膈膜之中，为血液所化之气，故名膈俞，为血会。针灸膈俞有养血和营、理气止痛的作用。肝俞属足太阳膀胱经，为足太阳膀胱经循行路线上位于背部的背俞穴之一。肝俞是治疗肝胆疾患的要穴，针灸作用于肝俞有疏肝解郁、理气止痛的作用。肝俞是治疗抑郁症等情志病的要穴。胃俞为胃之背俞穴，具有健脾、和胃、降逆的功效，主治胃脘疾患，对多食善饥，身体消瘦者有帮助。《针灸大成》："主霍乱，胃寒，腹胀而鸣，反胃呕吐，不嗜食，多食羸瘦，目不明，腹痛，胸胁支满。"气海俞名意指任脉水气在此吸热后气化胀散。该穴属足太阳膀胱经，对应的部位为脐下的气海，故名气海俞。气海俞功效为外散腰腹内部之热，疏通经脉，调和脏腑气血，配合肝俞、胃俞可治疗胃脘疾患。魂门出自《针灸甲乙经》，属足太阳膀胱经，肝脏的阳热风气由此外输膀胱经。魂，肝之神也，阳热风气也。门，出入之门户也。魂门具有疏肝理气、降逆和胃的作用，主治胸胁胀痛、背痛、呕吐、泄泻、食物不化等。胃仓出自《针灸甲乙经》，属足太阳膀胱经。胃，胃腑也。仓，存贮聚散之所也。胃仓名意指胃腑的湿热阳气由此外输膀胱经。胃仓具有和胃健脾，消食导滞的功效。阴阳调理灸法中的健脾理气灸沿督脉、膀胱经施治，督脉总督全身阳气，膀胱经背俞穴乃脏腑之气输注的部位。健脾理气灸可达到健脾和胃、疏肝理气之功效。

6.温阳益肾灸　适用于肾阳亏虚、寒湿痹阻，如肝肾亏虚、寒湿瘀阻型颈腰椎病、强直性脊柱炎，肾精不足型衰老。以命门为中心，在半径8~10cm的圆形范围施隔姜铺灸，以温肾扶阳，壮骨填精，如图6所示。

命门位于背部督脉上，维系督脉气血运行，有温阳壮火益气之功。《医旨绪余》载："命门乃两肾中间之动气……乃造化之枢纽，阴阳之根蒂。"命门位于肾间动气之处，为元气之根本，温煦脏腑以维持机体生命活动。《针灸甲乙经》记载："命门，一名属累，在十四椎节下间，督脉气所发。"督脉命门与任脉神阙前后对应，为人体阳气之根本。命门藏真阳之火，在命门处施灸，可通过督脉传导热量，对人体脏腑的机能活动起着温煦、推动作用，调理一身之阳气，温肾固元，增强机体体质，从而调和阴阳。温阳益肾灸以命门为中心施灸，不仅可以散寒除湿，驱散外邪，疏通气血，还可达温肾扶阳，壮骨填精之功。佐两侧胃俞、肾俞、气海俞，能温补脾胃，益肾填精。背部为阳，为督脉及足太阳膀胱经所过之处，督脉为"阳脉之海"，总督诸阳，且与任脉相交接，统领人体之气血阴阳。肾俞出自《灵枢·背腧》，属足太阳膀胱经，肾之背俞穴。肾，肾脏也。俞，输也。肾俞意指肾脏的寒湿水汽由此外输膀胱经。该穴具有补肾助阳、调节生殖功能的作用。温阳益肾灸涵盖的命门、肾俞为温阳要穴，不仅可补肾纳气，固本培元，还可调和气血，通而不滞，同调先后天，以达"从阳引阴"之效。

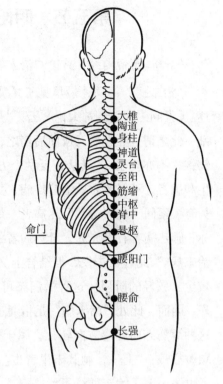

图6　温阳益肾灸的施灸部位示意图

培元固本灸、温肾暖宫灸/温肾固精灸以及温阳益肾灸分别以神阙、关元、命门为中心施以隔姜铺灸，这些腧穴均具有补肾壮阳、培补元气之功，可激发脾肾之气，促进先后天之气的生成，调整脏腑阴阳气血，促进新陈代谢，提高机体的免疫力。同时，艾绒和生姜均为辛温之药，以火助之，两阳相得，可补阳壮阳，使人体真元充足，精力旺盛，则人体健壮，从而延年益寿、预防疾病。

腹、背部相应腧穴施用灸法，蕴含"从阴引阳，从阳引阴"之法则，在促进阳生阴长的同时，调节脏腑助腹背阴阳气血交贯，可达协调阴阳平衡之功。通过在背部施阴阳调理灸，可引脏腑之阳气流注周身，气血阴阳调和，以化解痰湿、瘀血等病理产物，即"从阳引阴"。在腹部施阴阳调理灸，调理体质的同时，温补阴精，滋养元气，助阳生化无穷，即"从阴引阳"。

第五节　阴阳调理灸与治未病

（一）《黄帝内经》首论"治未病"

"治未病"一词，最早见于《黄帝内经》，在《素问》《灵枢》中均有阐述。《素问·四气调神大论》云："是故圣人不治已病治未病，不治已乱治未乱，此之谓也。夫病已成而后药之，乱已成而后治之，譬犹渴而穿井，斗而铸锥，不亦晚乎。"其从正反两个方面强调了"治未病"的重要性，提醒医生和患者，不但要有效治疗疾病，更应该重视防患于未然，即"未病先防"。另有《素问·刺热》："肝热病者左颊先赤，心热病者颜先赤，脾热病者鼻先赤，肺热病者右颊先赤，肾热病者颐先赤。病虽未发，见赤色者刺之，名曰治未病。"此病虽未发，但结合上文，机体已受邪，尚处于无症状或症状尚较少、较轻的阶段。这种潜病态可发展成为某种具有明显症状和体征的疾病。因而，此处"治未病"是指通过一定的防治手段以阻断其发展，从而使这种潜病态向健康方向转化，属于疾病早期治疗的范畴。此外，《灵枢·逆顺》亦载："上工，刺其未生者也。其次，刺其未盛者也。其次，刺其已衰者也……上工治未病，不治已病。"此处"治未病"对医生的治疗经验和水平提出了要求，要想成为一名高明的医生，要善于预防疾病，防患于未然。

（二）历代医家继承和完善"治未病"

东汉时期，医圣张仲景对"治未病"做出了具体细致的阐述。《金匮要略·脏腑经络先后病脉篇》云："上工治未病，见肝之病，知肝传脾，当先实脾。"这是运用五行乘侮规律得出的既病防变的措施，是"治未病"思想的具体体现。张仲景还认识到病后调摄对于防止疾病复发的意义。他在《伤寒论》六经病篇之后，专设《辨阴阳易差后劳复病脉证并治》，提出"劳复""食复"的概念，指出在疾病初愈之时，应慎起居、节饮食、勿作劳，做好善后调护，方能巩固疗效，防止疾病复发。唐代医家孙思邈将疾病分为"未病""欲病""已病"三个层次，提出了"上医医未病之病，中医医欲病之病，下医医已病之病"之说。元代朱丹溪："其求疗于有疾之后，不若摄养于无疾之先。盖疾成而后药者，徒劳而已。是故已病而不治，所以为医家之法，未病而先治，所以明摄生之理。"提出了预防与养生的重要性。而后，清代温病学家叶天士根据温邪易伤津耗液，进一步发展可损及肾阴的温病发展规律，在治疗上主张甘寒养胃的同时加入咸寒滋肾之品，提出"务在先安未受邪之地"的防治原则。这一原则是既病防变法则的典范，极大地丰富和发展了治未病的内涵。

（三）"治未病"的基本概念

"治"是中医维护健康、防治疾病等实践活动辩证统一的高度概括。"治"是目的，也是手段。从目的层面看，其是指维护健康，使人达到"治"（保持健康）的状态；从手段层面看，其是指防治疾病，使人接受"治"（防治措施）的过程。中医学的"治"，其目的是"阴阳平复"，即《素问·至真要大论》所谓"无问其病，以平为期"；其手段是内治和外治，如《素问·移精变气论篇》："今世治病，毒药治其内，针石治其外。"综上所述，"治"的基本含义是以医治为手段，使阴阳平复，达到恢复健康的目的。这里的治，包括养生、保健、预防、调理、诊断、治疗、调养、康复等防治疾病的全部手段。

"未病"是个相对的、动态的、复杂的概念。根据中医历代医著的论述，结合现代关于健康、亚健康和疾病的概念，中医学所指的"未病"包含无病、病而未发、病而未传三种状态。无病，也就是通常所说的健康机体。清代曹廷栋《老老恒言·慎药》云："以方药治未病，不若以起居饮食调摄于未病。"所谓"未病"即属此义。病而未发，是健康到疾病的中间状态，也就是唐代孙思邈"欲病"之说。《千金要方·诊候第四》中记载："上医医未病之病，中医医欲病之病，下医医已病之病。"孙思邈所说的"欲病之病"是指机体内已蕴含病理信息或已处于发病的萌芽状态。在当代，其包含发病先兆、疾病高危人群及亚健康状态等。病而未传，是指已出现病理状态，尚未进一步迁延、发展，即在变化转归上既未有脏腑经络间的相传，也未出现变证，对于将要被累及的脏腑来说，尚属"未病"。东汉张仲景《金匮要略》中所说的"见肝之病，知肝传脾"，对于将要"传脾"还未出现的脾病来讲，已见"肝病"属于病而未传。因此，"未病"主要包括无病、病而未发、病而未传这三状态，即人体疾病将要发生或发展，或疾病将要复发的状态。

阴阳紊乱是疾病发生、发展的内在依据，阴阳失调是疾病发生的根源。因此，治病、防病重在"调理阴阳"。

阴阳调理灸是传统艾灸技术的发展，注重辨证施灸和偏颇体质调理，其联合了经脉、腧穴、艾灸、姜等多重功效，充分发挥了各因素的综合作用，可激发人体正气，增强抗病能力，从而达到防病治病、保健的作用。

人在无病时运用阴阳调理灸，可扶助正气。正气充足，则虚邪贼风等邪气不能侵犯人体，即中医所谓的"正气存内，邪不可干"，从而达到未病先防的目的。

1.因时施灸 阴阳调理灸根据不同疾病不同体质，制定不同治疗方案，以调和阴阳为目标实施个性化灸疗措施，同时也注重不同时节、不同时辰施灸以达到提前干预、未病先防的目的。《素问·四气调神大论》曰："夫四时阴阳者，万物之根本也。所以圣人春夏养阳，秋冬养阴，以从其根。"强调了"冬病夏治，夏病冬治"的防治思路在中医保健养生、疾病预防中的重要意义。三伏阴阳调理灸和三九阴阳调理灸均是顺应四时之法，遵从"春夏养阳，秋冬养阴"养生思想的重要体现。二者分别在一年中自然界阳气最旺和阴气最盛之时，施以灸法以激发人体正气，调整脏腑经络气血，促进阳生阴长，调和阴阳失衡，达到养生保健的目的。三伏天是全年中气候最炎热，阳气最旺盛的阶段，属于阳中之阳，此时治疗某些虚、寒性疾病，可以最大限度地鼓舞阳气，驱散体内寒邪，更好地达到扶正祛邪，扶阳散寒的治疗目的。三九天作为自然界阴气最旺盛之时，是养阴固精、驱散夏季遗留的寒湿邪气的最佳时期，此时施以阴阳调理灸具有调补阴阳，祛寒扶正的疗效。

2.调理偏颇体质 调理偏颇体质是阴阳调理灸的主要治疗特色。阴阳调理灸作为一种灸法，本身具有温阳祛湿、补虚扶正的作用。其选用的艾叶芳香走窜，善通周身之经脉，具有散寒祛湿、温经通络的功效，故可用于调理阳虚、痰湿、气虚等偏颇体质。同时，人体气血阴阳的失和也是导致体质偏颇的重要原因，而阴阳调理灸法讲究气血阴阳双补，寒湿之邪兼祛，故通过本法的阴阳整体调理作用，可以促进人体气血调和、经络调畅、阴阳平衡，从而使偏颇体质趋于平和。

3.调理亚健康 培元固本灸以神阙为圆心施以隔姜铺灸，覆盖中脘、气海、关元等穴，这些腧穴均具有补肾壮阳、培补元气之功，可激发脾肾之气，促进后天之气的生成，进而调整脏腑阴阳气血，促进新陈代谢，提高机体的免疫力，从而调整亚健康状态。此外，艾灸本身对机体具有多系统、多环节、多水平的调整作用，有助于机体的病理变化向有利的方向发生转化，促使机体由亚健康状态恢复到健康状态。

4.调经助孕 阴阳调理灸中的温肾暖宫灸以关元穴为中心施灸，灸疗范围涵盖中极、气海等穴位。这些腧穴位于任脉、肾经、脾经、胃经，有助阳益气、调理三焦之功，其作用可通过艾灸温热刺激渗透肌层直达子宫，以温化下焦，充盈肾气，调经助孕。

当人体处于疾病状态时，及时运用阴阳调理灸法可以阻断病情恶化、传变，从而达到"既病防变"的目的。

当疾病初愈时，人体正气尚未完全恢复，多气血虚弱，脾胃不健，又有余邪未尽，隐患尚存，易感邪再病。阴阳调理灸法，立足于扶助正气，强身健体，防止正虚邪恋或正虚复感外邪而复发，促进疾病痊愈。如进入恢复期的新冠肺炎患者，出院后仍然可能会有肺部炎性反应以及气短、乏力、纳差等不适症状，通过培元固本灸，以培正复元、祛除余邪，进一步巩固疗效，并改善预后症状，防止疾病的再感。又例如医家认为正虚为面瘫的主要致病因素，人体正气亏虚、脉络空虚、卫外失司，风寒或风热之邪侵袭头面部而引发此病。因此面瘫患者即使在康复后，也可因体虚再次感邪发病，尤其是风寒型、气血不足型面瘫患者，更易复发。培元固本灸施灸部位在腹部，涉及任脉、肾经、胃经、脾经等经络。肾为先天之本，脾胃为后天之本，任脉主一身之阴，带脉连贯诸经。此处施灸，先后天互相培补，协同发挥培元补虚、固本益气的功效，可增强人体免疫力，预防面瘫的再次发作。

第六节 阴阳调理灸与治已病

一、治已病

"治已病"一词见于《素问·四气调神大论》："圣人不治已病治未病，不治已乱治未乱，此之谓也，夫病已成而后药之，乱已成而后治之，譬犹渴而穿井，斗而铸锥，不亦晚乎。"这是对"已病"和"未病"最经典的论述。而后，《类经》云："祸始于微，危因于易，能预此者，谓之治未病，不能预此者，谓之治已病，知命者，其谨于微而已矣。"唐代孙思邈《备急千金要方·诊候第四》亦载："古之善为医者，上医医国，中医医人，下医医

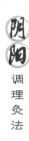

病……上医医未病之病，中医医欲病之病，下医医已病之病。"不仅指出了未病、欲病、已病的三种医学研究对象，并进一步界定了上医、中医、下医的三个医疗水平层次。

由此可见，"已病"是一个相对概念，是针对"未病"而言，指疾病已经发生或形成。即体内已有病因存在，且已致病的人体状态。其相当于西医学中的"疾病"一词，是指在一定病因作用下自稳调节紊乱而发生异常生命活动过程，并引发一系列代谢、功能、结构的变化，表现为症状、体征和行为的异常。"治"是中医维护健康、防治疾病实践活动目的和手段辩证统一的高度概括，其包括养生、保健、预防、调理、诊断、治疗、调养、康复等防治疾病的全部手段。

综上所述，"治已病"是指对已发生的疾病采取一定的措施来祛除病邪，恢复机体的阴阳平衡。"治已病"是中医治疗学的重要组成部分，也是现代临床医疗模式的具体体现。

二、阴阳调理灸在治已病中的作用

（一）阴阳调理灸在呼吸系统疾病中的运用

中医认为呼吸系统疾病属肺系疾病范畴。肺为清虚之脏，清轻肃静，不容纤芥，不耐邪气之侵。无论外感、内伤或其他脏腑病变，皆可病及于肺。故呼吸系统疾病的根本病位在肺，病理变化为肺气宣降失常。阴阳调理灸中的补肺益气灸于背部施隔姜铺灸，覆盖大椎、肩井、大杼、风门、肺俞、魄户、膏肓等多个穴位，具有补肺散寒、温阳益气的作用，有助于温化伏痰，宣通鼻窍，宣发肺气。补肺益气灸借助艾灸的温热效应及生姜介质辛温散寒的药性，可使灸效直达病变的肺脏，产生局部疗效，从而改善肺系疾病相关症状。如过敏性鼻炎、慢性咳喘等呼吸系统疾病均可通过辨证采用该法。

（二）阴阳调理灸在消化系统疾病中的运用

消化系统疾病的病理主要表现为脾胃的运化、受纳、升降、统摄等功能的异常。阴阳调理灸中的温中祛湿灸、培元固本灸的施灸部位均在腹部，并涉及胃经、脾经等多条经脉的腧穴。其灸效可借助经络作用直达脾、胃两脏，促进一纳一化，一升一降，燥湿相济，共同实现水谷的受纳，精微的化生、输布、升降、统摄等功能。胃炎属中医"胃脘痛"范畴，其病机为胃气阻滞，失于和降，不通则痛。温中祛湿灸以胃之募穴中脘为中心施以隔姜铺灸，其既可发挥中脘理中焦、化滞和中之功，又可发挥铺灸温通经络、调和气血、祛湿散寒的作用，从而使腹部经络得通，通则不痛。腹泻主要为外邪侵入、饮食不节、情志所伤等引起脏腑虚弱所致，其病变部位在脾、胃和大小肠。神阙为先天之结蒂，后天之气舍，同时又与胃、大肠、小肠相毗邻，具有培元固本、健脾和胃、理肠止泻、回阳固脱等功效。培元固本灸即以此穴为中心施以隔姜铺灸，其能充分借助温热效应及姜泥、艾叶的作用刺激腧穴来调整经络和脏腑的功能，从而达到疏经通络，止痛止泻的治疗目的。

（三）阴阳调理灸在泌尿生殖系统疾病中的运用

肾藏精，寓元阴元阳，为人体生长、发育、生殖之源，是生命活动之根，又称先天之本。肾主水液，在维持人体水液平衡方面起着极为重要的作用。由此可见，泌尿生殖系统疾病不外乎是肾之功能失常所致。阴阳调理灸中的温肾暖宫灸/温肾固精灸，其施灸范围大，具体灸位覆盖了包括任脉、肾经在内的多条经脉以及多个益肾腧穴，可以共同调节肾藏精、肾的主液代谢功能。同时，其联合了铺灸的温通温补效应，可加强补肾益精、温阳益气、培元固精之功，进一步促进肾的生理功能恢复正常，可治疗泌尿生殖系统疾病，如尿潴留和排尿困难等。临床上治疗尿潴留和排尿困难多采用导尿术，导尿术能减轻患者憋尿的不适感，但一定程度上增加了尿路感染的风险，并给患者造成痛苦。然而，阴阳调理灸技术无创、安全、无副作用，很好地避免了这一缺点。温肾暖宫灸/温肾固精灸是以任脉关元为中心施隔姜铺灸。任脉与肾经相交会，而膀胱与肾互为表里。膀胱为州都之官，主疏泄，肾主水，且任脉行经膀胱之上，经脉所过，主治所及。气海、关元、中极均是任脉经穴，亦被温肾暖宫灸/温肾固精灸覆盖，可助阳益气，治疗小便不通、小便不利等。此外，任脉铺灸取艾叶之逐寒湿、温经络作用，与姜温经助阳的功效相结合，温化下焦，使肾阳振奋，肾气充盛，水道通利，膀胱开合有度，小便自然通畅。

（四）阴阳调理灸在脊柱疾病中的运用

脊柱疾病常见的有颈椎病、强直性脊柱炎、腰椎间盘突出等。中医认为先天禀赋不足、肾精不充为脊柱疾病发病的根本，外感内伤导致肝肾亏损，骨髓空虚，筋骨失荣而发为本病，其根本病位在督脉。阴阳调理灸之温阳益肾灸以督脉为主要干预经脉进行施灸。督脉为"阳脉之海"，统帅一身阳经脉气，灸之可疏调阳经经气，使阳脉畅通，再联合铺灸温经散寒、通利血脉，可共同发挥补益肝肾、充髓荣筋之功，使机体趋于阴阳平衡的状态，达到治疗脊柱疾病的目的。例如临床常用温阳益肾灸治疗颈椎腰椎病。颈椎、腰椎为督脉与足太阳膀胱经所过之处。温阳益肾灸施灸部位恰在背部，覆盖督脉、膀胱经，灸之可直达病所，疏调颈部、腰部经筋，通调两经经气。同时温阳益肾灸重灸命门、腰阳关，可温肾通督、祛湿逐痹，使阳气顺行而上，使督脉经气充盛，督脉气盛则元气充盈，从而使机体正常的功能活动得以维持，进而达到治疗颈椎腰椎病的目的。

（五）阴阳调理灸在妇科疾病中的运用

阴阳调理灸治疗妇科疾病具有良好效果。《素问·骨空论》王冰注："所谓之任脉者，女子得之以任养也。"阴经内连五脏，又与任脉相会。任脉汇集了三焦（五脏）之气：上焦（肺）的宗气，中焦（脾）的水谷之气，下焦（肾）的原气，说明任脉经穴不仅可以调理局部气血，还可调理全身气机。由此可见，任脉与女子的经、带、胎、产等一系列生理病理现象密切相关，故治疗应选以任脉腧穴为主。阴阳调理灸之温肾暖宫灸是以任脉关元为中心施隔姜铺灸，施灸范围涵盖关元、气海、石门等穴，关元为真气所系，是阴中有阳的穴位，气海为"生气之海"，石门穴为三焦之募穴，为原气所发之处，温肾暖宫灸可滋肾调经、养护胞宫。此外，联合艾灸的温通作用和生姜的温散作用，可使任脉调顺，阴阳协调，对女性痛经、月经不调、盆腔炎等均有较好改善作用。

（六）阴阳调理灸在神经系统疾病中的运用

阴阳调理灸可应用于面瘫、帕金森病、周围神经病变等多种神经系统疾病的防治。"正气存内，邪不可干，邪之所凑，其气必虚"，对于面瘫的急性发作不论是风寒外袭、风热外袭，还是气虚血瘀，均不离正气内虚这一发病根本。督脉总督一身之阳经，卫气充盈则六淫之邪不能侵犯阳明经筋，并可宣散阳明之邪。因此，在督脉施以温阳益肾灸或补肺益气灸，既可温经通络、祛风散寒，又可扶助正气，驱除外侵之邪，改善面部气血运行，从而促进神经功能的恢复。温阳益肾灸和补肺益气灸对面瘫具有良好的干预效果。

帕金森病常见于老年人肝肾日亏，精血不足。因肾精亏虚髓少，脾虚不能荣脑，脑髓失养而致变性，筋脉失濡而致颤动，肌肉挛急而致强直，遂成病矣。艾灸神阙具有穿透力强、弥散快的特点，能迅速作用于神经末梢，调整神经功能，增强免疫功能，发挥治疗作用。同时，神阙位于任脉上，而任脉与十二经脉相连，又通督、冲、带脉。艾灸神阙可通调全身阴阳，具培元固本之妙。阴阳调理灸之培元固本灸即通过重灸神阙，借助脐部由经络循行迅达病所，起到疏通经络、调达脏腑、扶正祛邪、调和阴阳的作用，从而调节机体整体情况以延缓帕金森病的进展。

第三章
阴阳调理灸的临床操作和注意事项

第一节　阴阳调理灸的临床操作

一、施灸前准备

1.灸材选择　艾绒及姜末的制备选用精细柔软纯净的艾绒125~150g，制备新鲜姜末600~700g。阴阳调理灸专用模具、阴阳调理灸专用治疗巾、清洁纱布、95%乙醇、干棉球、酒精灯、点火器、弯盘、电子秤、温度显示计。

2.体位选择　温中祛湿灸、培元固本灸、温肾暖宫灸/温肾固精灸选取仰卧位，补肺益气灸、健脾理气灸、温阳益肾灸选取俯卧位。

3.环境要求　清洁卫生，温度适宜。

二、操作方法

1.铺设姜末　平铺阴阳调理灸治疗巾（图1），将阴阳调理灸模具放置其上。在模具内部均匀铺设厚2~3cm的新鲜姜末，待姜末压制均匀无空隙后取下模具（图8-10）。

图7　阴阳调理灸专用治疗巾

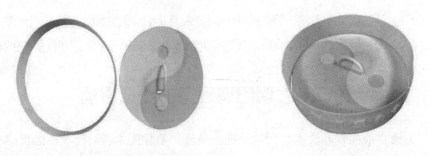

图8 温中祛湿灸、培元固本灸、温肾暖宫灸/温肾固精灸、温阳益肾灸模具示意图

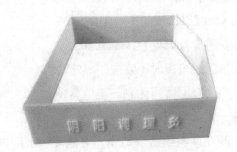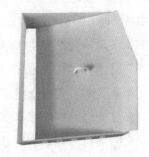

图9 补肺益气灸模具示意图

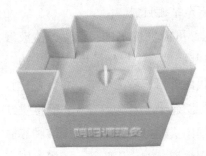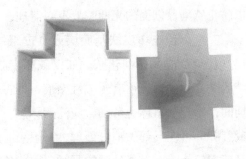

图10 健脾理气灸模具示意图

2.铺设艾绒 将铺设姜末的治疗巾置于施灸部位,在姜末上均匀铺设25~30g艾绒,在治疗巾底部放置温度计。

3.施灸

(1)点燃艾绒:点燃艾绒,观察温度计,待温度达到40℃时,开始计时。

(2)添置艾绒:艾绒燃烧后,逐量添加艾绒,维持施灸体表温度40~44℃(以患者舒适为度),施灸时间为40分钟。

（3）清洁灸处：灸毕，将治疗巾连同姜末及艾绒一同移除，擦净灸后皮肤。

（4）灸毕护理：施术完成后，观察患者及施灸部位有无异常，协助患者穿衣。

第二节　阴阳调理灸的注意事项

1.施术前应告知受术者病情及施灸措施，消除受术者对施灸的恐惧感和紧张感；施术中应密切观察受术者状态，防止温度过高或因受术者活动导致灸具脱落，发生烧烫伤；施术后宜嘱受术者休息，之后缓慢坐起继续休息5~10分钟后方可离开治疗室，避免体位性眩晕。

2.注意晕灸的发生，如发生晕灸现象应及时处理。

3.受术者在精神紧张、大汗、劳累后或饥饿时不宜应用本疗法。

4.嘱受术者灸后宜注意保暖，避免受寒，适当休息，避免熬夜。

5.施灸后，皮肤多有红晕灼热感，无须处理，可自行消失。

6.施灸后，如对表皮基底层以上的皮肤组织造成灼伤，可能发生水肿或水疱。如水疱直径在1cm左右，一般不需处理，待其自行吸收即可；如水疱较大，可用消毒针刺破或用消毒剪剪开泡皮放出水疱内容物，涂搽消炎药膏以防止感染，创面的无菌脓液不必清理，直至结痂自愈。

7.施灸若破坏皮肤基底层或真皮组织，可能发生水肿、溃烂、体液渗出，甚至形成无菌性化脓。如仅破坏皮肤基底层，受损伤的皮肤在7~20天结痂并自动脱落，留有永久性瘢痕，即古代医著所记载的灸疮。在灸疮化脓期间，不宜从事体力劳动，应注意休息，严防感染。若感染发生，轻度发红或红肿，可在局部做消炎处理，一般短时间内炎症可消失。如出现红肿热痛且范围较大，在上述处理的同时口服或外用消炎药物，化脓部位较深，则应请外科医生协助处理。

8.若发生晕灸后应立即停止艾灸，使患者头低位平卧，注意保暖，轻者一般休息片刻，或饮温开水后即可恢复。重者可掐按人中、内关、足三里，严重时按晕厥处理。

9.施术局部皮肤破损或温度感觉障碍者，严重内科疾病患者及妊娠期女性，中暑、高血压危象、肺结核晚期大量咯血等患者，严重阴虚火旺证、实热证患者，对姜汁、艾烟过敏者，禁用本法。

第四章

三伏阴阳调理灸和三九阴阳调理灸

　　三伏阴阳调理灸和三九阴阳调理灸是阴阳调理灸"三因制宜"中因时制宜和"五灸论治"中择时施灸的重要体现。根据二十四节气的变化，在一年中选择气候最炎热，阳气最旺盛的阶段三伏天，以及一年中阴气最盛、阳气最为收敛的时期三九天进行施灸，即三伏阴阳调理灸和三九阴阳调理灸。在这两个时节施灸治疗某些虚、寒性疾病，以达到"冬病夏治""夏病冬防，冬病冬治"的目的。它是《黄帝内经》"春夏养阳，秋冬养阴""天人合一"和"治未病"的中医理论思想的具体体现。

　　"三伏""三九"皆为四季中比较特殊的时令，是气候变化的转折点，所谓"热在三伏、冷在三九"。无论是在长夏或是隆冬时节进行疾病的预防，均可起到事半功倍的效果。三伏阴阳调理灸"冬病夏治"盖因三伏天乃夏至后的第3个庚日，此时天阳最强，可将此时强大的"天阳"引入体内，消除虚寒、阴霾之邪，使身体阴阳达到平和。如此养内虚之阳，助生长之能，可达到扶正祛邪、治愈疾病的目的。

　　"三九"是一年中最冷的时候，此时阳气敛藏，气血不畅，皮肤干燥，毛孔闭塞。难道是"引阴制阳"不成？其实不然。三九阴阳调理灸除了施灸时间不同之外，其他选穴、施灸部位、操作方法与三伏阴阳调理灸是一样的，但此方法并非"引阴制阳"，而是"拒阴护阳"。格拒严寒，保护体内仅存的一丝真阳，以待来年星火燎原之势。另外三九自冬至日起，为一阳生之时，又称"一阳来复"，是自然界和人体的阳气初动之时。此时施灸亦具有激发阳气和承上启下之作用。因此，三九阴阳调理灸与三伏阴阳调理灸相比，虽然灸法、操作相同，但选时不同，故其治疗机理亦有不同。三伏阴阳调理灸原理为"引阳消翳"，三九阴阳调理灸为"拒阴护阳"，二者一助一护，异曲同工，相辅相成，都是共同为了保护人体的真阳，使得生命长续，体现了中医治病，天人合一的整体观念。

第一节　三伏阴阳调理灸

一、理论基础

（一）三伏阴阳调理灸与冬病夏治

三伏，处于夏至到立秋这一时间段，是一年之中天气最炎热、阳气最旺盛的时期，包括头伏（初伏）、二伏（中伏）、三伏（末伏），故统称为三伏。"伏"为"潜伏""隐伏"，此处引申为阴气潜伏，亦有人当隐伏之意。因阳气偏盛，阴无法与之抗衡，故宜藏伏，不宜妄动。《汉书·郊祀志》称："伏者，谓阴气将起，迫于残阳而未得升，故为藏伏，因名伏日也。"认为伏天虽阴气渐起，然阳气仍盛，故而阴气依旧藏伏于地下。《素问·保命全形论》曰："人以天地之气生，四时之法成。"人依靠天地精华之气而生，只有顺应自然生长化收藏的四时规律方可健康长寿。《黄帝内经》认为"四时阴阳"为万物生长变化的根本，根据其"春夏养阳，秋冬养阴"的基本理论和"天人合一"的整体观念，自然界中春夏季节阳气生发、生长，人类也应当在此时保养、培养自身的阳气。然而夏天天气炎热，现代人往往为图一时舒爽而长期食用冰镇冷饮，处于空调低温环境，在初春天气尚未完全变暖时过早减少衣物，不仅没有顺应自然以保养身体阳气，反而致使体内阳气受损且另感寒湿之邪。此类患者常表现为畏寒怕冷、四肢不温、脉沉迟等一派寒象，治疗上当兼顾扶助阳气与散寒祛湿两个方面。三伏天，自然界中的阳气达到顶峰，是人调补自身阳气的最好时机，也是祛除体内寒湿之邪的最佳时期。

三伏是一年中自然界阳气最盛之时，始见于唐代《初学记》卷四引《阴阳书》："从夏至后第三庚为初伏，第四庚为中伏，立秋后初庚为后伏，谓之三伏。"沿用至今。三伏在时间上位于二十四节气的小暑与处暑之间，伏天间隔时间多为10天，但二伏和末伏间隔20天，因此三伏中间也可有一个润伏。三伏灸严格按照伏天次数进行施灸，三伏期间共施灸四次，均在各个伏次的第一天，也是阳气最为旺盛的时候。

冬病夏治理论源于《素问·四气调神大论》："夫四时阴阳者，万物之根本也。所以圣人春夏养阳，秋冬养阴，以从其根。"即夏季给予针对性的特殊方法施治，使得"冬病"于冬季减轻或消失的一种疗法，体现了中医"天人相应"的治病理念。"冬病"一般指寒性疾病，包括虚寒与实寒，多好发或加重于冬季，如哮喘、痹证、体虚感冒等。"邪之所凑，其气必虚"，故寒性疾病易在冬季人体阳气相对虚弱时发病。"夏治"法于夏季自然界阳气生发之盛时进行，《素问·四时刺逆丛论》曰："夏者经满气溢，入孙络受血，皮肤充实。长夏者经络皆盛，内溢肌中。"故三伏期间机体气血旺盛，借助药物和针灸，内服外治乘势治之，补益温阳，祛除寒邪，预防性地治愈或缓解"冬病"的发作。

（二）三伏阴阳调理灸与脏腑理论

根据干支纪日法进行推算，夏至后第3个庚日为头伏第1天，每伏为10天，以此类推，中伏，末伏第1天也为庚日。庚辛属"金"，与五脏中"肺"相对应，故临床上常见三伏阴阳调理灸之补肺益气灸治疗呼吸系统疾病，并取得满意的疗效。三伏时节对应长夏，对应脾土，脾脏喜燥恶湿，长夏之际易导致湿邪困脾。湿为阴邪，重浊黏滞，缠绵难愈，湿邪日久易酿生痰湿。三伏施灸可健脾祛湿，特别是三伏阴阳调理灸之温中祛湿灸、健脾理气灸，可健脾和胃，散寒祛湿。《素问·六节藏象论》："长夏胜冬。"寒邪凝滞收引，易导致人体气血津液阻滞不通，不通则痛，寒邪克于经络肌表则头身骨节疼痛；寒邪直中胃肠则脘腹疼痛；寒邪凝滞肝脉则少腹阴部冷痛。三伏阴阳调理灸之温阳益肾灸、温肾暖宫灸/温肾固精灸可借助艾灸温通温补之功，结合关元、命门补肾要穴重灸以补益肾阳，驱散寒邪，达到温肾散寒，温通经脉之功。三伏阴阳调理灸重在调理肺、脾、肾三脏，益火之源以消阴翳。

（三）三伏阴阳调理灸与经络腧穴理论

《本草从新》云："艾叶苦辛，纯阳之性，能回垂绝之阳，通十二经，走三阴，理气血，逐寒湿，暖子宫，以之灸火，能透诸经而治百病。"《灵枢·海论》云："夫十二经脉者，内属于腑脏，外络于肢节。"穴位是脏腑经络气血输注于体表的特殊部位，亦是疾病诊断和针灸等治法的刺激点。三伏阴阳调理灸辨病辨证施灸，根据不同的患者偏颇体质，选择具体的灸法，达到治病求本的目的。如针对消化系统疾病，选取三伏阴阳调理灸之温中祛湿灸、健脾理气灸交替施灸，温中祛湿灸选取任脉中脘穴为圆心重点施灸、健脾理气灸选取膀胱经脾俞、胃俞重点施灸，选穴均为脾胃的募穴及背俞穴，重在调理脾胃功能，温胃健脾祛湿，宽中理气通调脏腑功能；针对寒湿之邪克于经络肌表导致骨关节疼痛性疾病，选取三伏阴阳调理灸之温阳益肾灸，重在灸补督脉、膀胱经经穴，可补肾壮骨填精，温通经脉，散寒祛湿止痛。

（四）三伏阴阳调理灸与三伏贴

三伏贴即在三伏时节进行穴位贴敷的治疗手段，其主要运用"天人合一"与"春夏养阳"的中医指导理论来补助机体阳气。《素问·生气通天论》中"天地之间，六合之内，其气九州、九窍、五脏十二节，皆通乎天气"揭示了人与自然相统一的规律。人体阳气顺应自然界春生、夏长、秋收、冬藏的特点，夏至后因白天仍比黑夜长，阳气仍不断积聚，三伏时节阳气积聚达到顶峰，按照自然界变化对人体的影响，这亦是一年中人体阳气相对最旺盛的时候。此时，人体阳气有随之欲升的趋势，潜伏于体内的凝寒之气呈现易解的状态，借此时机，顺势而为，通过特定的部位、途径，配合特定的药物，对阳虚者补虚助阳，内寒者温里祛寒，以"夏之阳盛之时，助素体阳虚之体"，借助阳气升发之势，最大限度地利用三伏天激励机体阳气，匡扶正气，一举消除体内虚寒、阴霾之邪，调整阴阳平衡，以改善和增强机体的免疫力，消除病根，达到防病治病之目的。另一方面，由于夏季暑邪热盛，大热耗气，气者阳也，故大热则伤人体之阳；夏季炎热，人们贪冷饮，冷饮太过易伤脾阳；夏夜人们喜纳凉，夜露凝重，易受湿浊之邪，湿为阴浊也，易伤人体之阳，故夏季也需要适当的补助阳气。《素问·四时刺逆从论》："夏者经满气溢，入孙络受血，皮肤充实。长夏者，经络皆盛。"可见夏季气血充盈，经络气血位置较表浅，经脉流畅，运行活跃，肌肤腠理开泄，腧穴最为敏感，故在此时进行贴敷治疗最能刺激穴位，最大限度地激发人体阳气，使药物更好地循经导入，深达脏腑。从而提高人体阳气，扶正固本，旨在使"正气存内，邪不可干"，是治疗慢性虚寒性疾病的最佳时机。三伏时节进行穴位贴敷可通过温热刺激的药物对相关腧穴的刺激，达到鼓舞正气、疏通经络的作用。

三伏阴阳调理灸亦讲究"冬病夏治"，遵循中医"三因制宜"中的"因时制宜"，强调治疗时间的重要性。选用纯阳之艾，以温经通络，散寒除疾，调和阴阳。三伏施灸，天人相应，是治疗虚寒性病症的最佳时间。三伏期间采用"冬病夏治"特色医疗技术"三伏贴"配合三伏阴阳调理灸，灸贴相配，综合调理，进一步加强温经通络、散寒祛湿之效，达到灸贴双效、冬病齐消之功。

二、临床适应证

三伏阴阳调理灸具有扶阳散寒、固本补虚、调和阴阳的功效，可适用于一切虚寒性病症。如慢性支气管炎、哮喘、鼻炎、体虚易感冒、腹痛、腹泻、原发性痛经、月经不调、慢性前列腺炎、性功能障碍、更年期综合征、骨关节疼痛性疾病以及各种亚健康状态等，参见表1。

表1 三伏阴阳调理灸临床适应证

病种	病症
呼吸系统疾病	慢性支气管炎、哮喘、慢性咽炎、慢性鼻炎、慢性咳嗽等。
消化系统疾病	肠易激综合征、慢性胃炎、呃逆等。
内分泌系统疾病	肥胖症、甲状腺功能减退、更年期综合征等。
骨关节疼痛性疾病	颈椎病、腰椎病、膝骨关节炎、肩周炎、类风湿关节炎、强直性脊柱炎、风湿性关节炎等。
妇科及男科疾病	原发性痛经、月经不调，卵巢功能早衰等；慢性前列腺炎、前列腺肥大、性功能障碍等。
亚健康状态	体虚易感冒、畏寒、四肢不温、腰膝酸软、夜尿频、精神萎靡、疲软乏力、失眠等。

三、临床观察

1.原发性痛经

收集整理2020年三伏期间，湖北省中医院针灸科行阴阳调理灸之温肾暖宫灸治疗阳虚质原发性痛经患者病历资料，共56例。

所选56例患者均符合《妇产科学》和《中药治疗痛经的临床研究指导原则》中原发性痛经的诊断标准，均应用阴阳调理灸之温肾暖宫灸治疗。分别于2020年7月16日、7月26日、8月5日、8月15日进行治疗（若治疗过程中患者月经来潮，治疗可适当推迟1周）。4个疗程治疗后患者阳虚质转

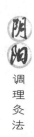

化、月经症状、痛经症状及痛经程度评分均较治疗前下降（P＜0.01）。痊愈5例，显效12例，有效30例，无效9例，总有效率为83.9%。

在三伏天进行温肾暖宫灸治疗，人体腠理开泄，自然界阳气最旺，是驱散寒邪内伏的最佳时期。艾灸可协助激发人体阳气，助阳散寒、温通经络，最大程度达到标本兼治的效果。阴阳调理灸之温肾暖宫灸集经络穴位、隔姜灸综合作用于一体，切中阳偏虚的阴阳失衡体质病机。任脉为阴脉之海，具有调节阴经气血及月经的作用，灸之可起到温肾调经、暖宫祛瘀的作用。本研究结果显示，在三伏天采用温肾暖宫灸可有效治疗阳虚质原发性痛经，改善患者阳虚体质及痛经症状，取得满意疗效。

2. 腹型肥胖

收集整理2021年三伏期间，湖北省中医院针灸科行阴阳调理灸之温中祛湿灸治疗痰湿质腹型肥胖患者病历资料，共42例。

所选42例患者均符合2016年5月美国临床内分泌医师学会（AACE）联合美国内分泌学院（ACE）共同发布的《肥胖人群综合医疗管理指南》中的标准。体质诊断标准参照中华中医药学会2009年颁布的《中医体质分类与判定》方法与标准进行受试者体质诊断与分类。排除有内分泌疾病（如多囊卵巢综合征、库欣综合征、甲状腺功能减退症等）者；合并糖尿病，高血压未得到控制（收缩压≥160mmHg，舒张压≥100mmHg），或心、肝、肾和造血系统等严重疾病以及精神病患者；妊娠期、哺乳期、更年期及计划12周内怀孕的女性。

患者分别在初伏（7月11日~7月20日）、中伏（7月21日~7月30日）、闰中伏（7月31日~8月9日）、末伏（8月10日~8月19日）分别进行4次温中祛湿灸治疗。配合五音疗法，选取《十面埋伏》《梅花三弄》《洞天春晓》《阳春》等宫调式音乐，每次治疗时长为40分钟。情志调摄与温中祛湿灸治疗同步进行，共治疗4次。

患者在第一次治疗前，最后一次治疗后及治疗结束后1个月分别进行肥胖相关指标检测、中医体质评分、Kessler 10量表测评和IWQOL-Lite评分，并在治疗期间对操作的安全性进行评分。4次治疗结束后患者腰围、体重、体重指数、体脂百分比较治疗前明显降低，差异有统计学意义（P＞0.001）。1个月后随访，患者相关指标和治疗后差异不显著（P＞0.05），10例受试者体质积分转化为平和质（平和质转化分＞60分，痰湿质转化分＜40分），痰湿质转化分均有不同程度下降（P＜0.05），平和质转化分升高（P＜0.05）。患者 Kessler 10评分和IWQOL-Lite评分均较治疗前下降（P＜0.001）。

三伏期间采用温中祛湿灸结合五音疗法治疗痰湿质腹型肥胖，取得了较好的治疗效果。42例患者的腰围、体重、体重指数、体脂百分比均有不同程度的下降。此外，患者的痰湿偏颇体质得到了调理，心理状况、生活质量较治疗前有了提高。

第二节　三九阴阳调理灸

一、理论基础

三九是冬至后的第19天到第27天，为四时阴气最盛的时刻。人体阳气潜藏在内，卫表之阳气不足，三九为一年中人体最虚弱，最容易引发疾病的时期。"夏练三伏，冬练三九"，三九天在冬至之后，冬至为阳气升发之时，此段时间施治具有补气助阳，扶正祛邪的功效，是"夏病冬防、冬病冬治"的关键时期。一是三九时期，阳气潜藏，阴气极盛，同气相求，体内寒湿阴邪易被引发，此时借用艾灸温通温补功效，可起到疏散风寒，疏经通络的作用。二是此时行艾灸疗法，利用艾灸的温热之性，引发人体的阳气，顺应时节的升发之性，可辅助机体阳气的生长，固护肌表以期扶正。三是顺应秋冬养阴原理。清代医家张志聪在《素问集注》中提出"春夏之时，阳盛于外而虚于内；秋冬之时，阴盛于外而虚于内，故圣人春夏养阳秋冬养阴，以从其根而培养之"的观点印证了冬季养阴的理论。四是人们在夏季多喜冷贪凉，进食生冷之物，长期暴露在空调等环境之中，导致脾胃功能受损，多导致骨关节疼痛性疾病，胃肠功能性疾病等，三九阴阳调理灸可有效驱散体内寒邪，治疗夏季遗留的寒湿疾病。

二、临床适应证

三九阴阳调理灸具有温阳散寒、培元固本、调和阴阳的功效，可适用于一切以阳虚、阴寒内凝为特点的病症。如慢性支气管炎、哮喘、鼻炎、胃肠功能紊乱、阳虚畏寒、四肢不温、腰膝酸软、夜尿频、精神萎靡、疲软乏

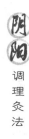
力、腹胀腹泻、颈椎病、腰椎病、肩周炎、风湿性关节炎、骨质疏松、体虚易感冒等。

三九阴阳调理灸与三伏阴阳调理灸相辅相成，相互为用，其临床适应证可参见三伏阴阳调理灸适应证（表1）。各种阳虚、虚寒、阴寒内盛病症经三伏阴阳调理灸治疗后，可在三九期间进一步巩固治疗，巩固三伏阴阳调理灸疗效，固护人体真阳，真正达到温阳通络、固本补虚、调和阴阳之功，体现"天人合一"的治疗理念。

三、临床观察

1. 慢性支气管炎

收集整理2010~2013年三九期间，湖北省中医院针灸科行阴阳调理灸治疗慢性支气管炎患者病历资料，共60例。

所选60例患者均符合《慢性支气管炎临床诊断及疗效判断标准》的诊断标准。其中男24例，女36例，年龄50~75岁，平均62.5岁，病程5年以内23例，5~10年27例，10年以上10例。参照卫生部《中药新药临床研究指导原则》中"中药新药治疗慢性支气管炎的临床研究指导原则"的治愈标。60例患者中有20例痊愈，20例达到显效标准，18例患者好转，2例无效，临床有效率为96.7%。

慢性支气管炎为临床常见病、多发病，多在寒冷季节发病。中医认为，慢性支气管炎病因不外乎外感与内伤，外感多因寒、热、风、燥，内伤多因痰湿、久病、过劳、七情、体虚等。风寒等邪气犯肺或肺、肾、脾虚而致肺失宣发或肺失肃降，痰（瘀）、气郁阻塞气道（脉络）而致气机不利或肺络痹阻。气虚病因中除临床及专著中常见的肺脾肾气虚外，亦见卫气虚存在。三九为一年中阴气最盛，也是一年中最寒冷之时，虽阴寒最重，但物极必反，此时阳气逐渐开始生长。在三九期间施以阴阳调理灸法可温益阳气，补肺健脾益肾，有助于驱散慢性支气管炎患者体内寒湿之邪，顾护卫外阳气。

三九阴阳调理灸对慢性支气管炎患者咳嗽、咳痰及喘息症状均有改善，临床疗效显著。

2. 阳虚寒凝型膝骨关节炎

收集整理2017~2020年三九期间，湖北省中医院针灸科行阴阳调理灸治疗阳虚寒凝型膝骨关节炎患者病历资料，共60例。

　　所选42例患者均符合美国风湿病协会修订的《膝骨关节炎诊断标准》及《中药新药治疗骨性关节病的临床研究指导原则》阳虚寒凝型证候。其中男19例，女23例，年龄21~85岁，平均48.83±12.32岁，病程36个月，平均14.32±10.58个月。患者参照《中药新药治疗骨性关节病的临床研究指导原则》评定标准，可分临床控制、显效、有效、无效四级：①临床控制：症状消失，功能活动正常，病情轻重程度积分0~1分；②显效：症状基本消失，关节功能基本正常，能参加正常活动和工作，病情轻重程度积分下降>2/3；③有效：疼痛基本消失，关节屈伸活动基本正常，参加活动或工作的能力有改善，病情轻重程度积分下降>1/3；④无效：未达到有效标准者。

　　三九阴阳调理灸可有效缓解阳虚寒凝型膝骨关节炎患者的临床症状，促进膝关节功能恢复，提高患者的生活质量。

第五章

阴阳调理灸的临床运用

第一节 呼吸系统疾病

一、感冒

感冒是感触风邪引起的疾病，临床以鼻塞、流涕、喷嚏、头痛、恶寒、发热、全身不适及脉浮等为特征。感冒亦称"伤风"，病程一般为3~7天，整个病程中很少传变。如果病情较重，并在一个时期内广泛流行，证候多相类似者，称作时行感冒。西医的上呼吸道感染属于普通感冒的范围，流行性感冒属于时行感冒的范围，二者皆可参考本篇内容进行辨证施治。

感冒的发生与气候骤变、淋雨受凉、起居失宜、过度疲劳等导致正气不足的因素有关，以风邪为主因，常兼挟其他当令之时气，如，寒、热、暑湿等相合致病。临床上以冬、春两季发病率较高，故而以挟寒、挟热为多见而成风寒、风热之证。具有传染性的时行疫毒侵袭人体，多由四时不正之气，天时疫病之气流行而造成。风邪或时行疫毒侵袭人体，从口鼻或从皮毛而入，犯及肺卫，肺失宣肃，卫表不和，产生一系列肺卫症状。本病病位在肺卫，基本病机为卫表失和，肺失宣肃。

【辨证要点】

（1）风寒证：鼻塞声重，打喷嚏，流涕清稀，咳嗽，痰多稀薄，恶寒，不发热或发热不甚，头痛，无汗，肢体酸痛。舌苔薄白，脉浮紧。

（2）风热证：鼻塞，打喷嚏，流稠涕，发热，微恶风寒，或有汗出，头痛，咳痰黄稠，口干欲饮，咽痛。苔薄黄，脉浮数。

（3）暑湿证：发热，汗出热不解，鼻塞流浊涕，头昏沉，心烦，口渴欲饮，胸闷欲呕，身重倦怠。舌苔黄腻，脉濡数。

（4）气虚证：恶寒较重，或发热，热势不盛，鼻塞流涕，自汗，咳嗽咯痰无力，语声低怯，气短，肢体倦怠乏力。舌质淡，苔薄白，脉浮。

（5）阳虚证：阵阵恶寒，无汗或自汗，汗出则恶寒更甚，头痛，面色㿠白，语声低微，骨节冷痛，四肢不温。舌质淡胖，苔白，脉沉细无力。

【阴阳调理灸治疗】

采用培元固本灸治疗，每次灸40分钟。风寒证、气虚证配合补肺益气灸；阳虚证配合温阳益肾灸；风热证暂缓施灸。三伏和三九期间可根据症状选择培元固本灸、补肺益气灸、温阳益肾灸。

每次施灸间隔5~7天，6次为1个疗程，治疗周期随症状灵活加减。

【注意事项】

（1）平时适当加强锻炼，起居有常，劳逸结合，增强体质，保持充足睡眠。

（2）注意环境卫生和个人卫生，保持居室内清洁，注意开窗，保持空气流通。如遇感冒流行季节，可用食醋熏蒸法进行空气消毒。适当体育锻炼。

（3）发热期间注意休息，多饮温开水，饮食宜清淡，忌油腻辛辣燥热之物。

（4）感冒与流行性脑脊髓膜炎、流行性乙型脑炎、流行性腮腺炎等传染病的早期症状相似，应注意鉴别。

（5）时行感冒患者注意隔离。

【验案举例】

患者郭某，女，52岁，于2020年5月14日前来就诊。主诉：鼻塞流涕6天。6天前劳累后出现鼻塞流涕，偶有咳嗽，咯痰无力，伴讲话语声低弱，气短，困倦乏力，自行休息无改善。现症见鼻塞流涕，偶有咳嗽，咯痰无力，精神倦怠，语声低弱，气短，困倦乏力，纳食一般，夜寐欠佳，二便可。体温正常，面色淡白，语声低微。舌质淡，苔薄白，脉浮。既往史：3年前有肠梗阻手术史，术后一直气短、易疲倦乏力。中医诊断：感冒（气虚证）。西医诊断：上呼吸道感染。采用补肺益气灸治疗，每次灸40分钟，5

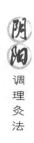

天灸1次，经2次治疗，患者无鼻塞、流涕症状，困倦乏力有改善；第3次和第4次采用培元固本灸治疗，20天后，患者困倦乏力、气短均显著改善，纳可。

按语： 感冒患者具有鼻塞流涕、咳嗽咳痰等一系列症状，起病较急，四时皆有，以冬春季节多见。本病为自限性疾病，但易合并细菌感染，导致病情加重迁延并产生严重的并发症，理应得到重视。本病病位在上焦肺卫，病机为外邪犯肺、肺失宣肃，在不同季节常常夹四时不正之气而入侵，以风寒、风热、风燥为多见。本例中患者为中年女性，既往有肠梗阻手术史，术后存在气短、易疲乏，素体气虚易感，符合体虚感冒的特征。治疗原则应扶正与解表并施，注意固护机体正气。患者本次发病因劳累加重正气耗损，外受风寒，邪气客于肺卫，肺气不宣，故鼻塞、流涕、咳嗽、气短、倦怠乏力。拟采用益气解表、调和营卫之法，予以培元固本灸联合补肺益气灸以达培补正气、调和肺卫之功。培元固本灸以神阙为中心施隔姜铺灸，达到培元补虚、固本益气的功效，神阙位于任脉，元神之门户，故有培补阳气、固护正气之功效，对该穴进行施灸可以升阳举陷，托举正气。补肺益气灸在大椎到双侧肩井、双侧肩井至膈关所共同形成的范围施隔姜铺灸，以补肺散寒、温阳益气。尤宜于适用于肺气不足、脾肺气虚的患者，如风寒束肺型慢性咳嗽、脾肺气虚型易感体质等。大椎穴属督脉，为三阳、督脉之会，具有清热解表之功效，对大椎施灸可宣肺解表、清热止咳。肺俞属膀胱经，为治疗肺脏疾病的要穴，具有补肺益气之功，灸之可温补肺气、止咳平喘。两灸合用纠正患者气虚体质，使肺气宣发通畅，卫气畅达体表，故而诸症缓解。

二、过敏性鼻炎

过敏性鼻炎，又称变态反应性鼻炎，以打喷嚏、鼻痒、鼻塞、流清水样鼻涕为主症，是鼻炎中最常见的类型。环境和遗传因素被认为是致病因素，主要与花粉过敏、免疫力低下、遗传基因等相关。本病分季节性和全年性二大类。前者与花粉有关，后者则常由尘螨、动物皮屑等引起。过敏性鼻炎是由IgE介导的I型超敏反应，属于特应性体质的人群反复接触环境中致敏的变应原后发生的过敏性疾病，常表现为家族易感性。

过敏性鼻炎属中医"鼻鼽"范畴。其发病与机体正气不足、外邪侵袭有关。肺气虚弱，卫表不固，风寒之邪乘虚而入，肺失宣降，津不四布，致痰饮、水湿内阻于气道，或引动伏饮，阻于肺系而发病。本病位在鼻，与肺、脾、肾三脏相关。基本病机是肺脾肾虚，卫气不固，邪滞鼻窍。

【辨证要点】

（1）肺气虚寒证：打喷嚏、鼻痒、鼻塞、流清涕，每遇风冷易发，恶风怕冷，气短懒言，语声低弱，面色苍白，自汗，易感冒。舌质淡，苔薄白，脉弱。

（2）脾气虚弱证：患病日久，时有打喷嚏、鼻痒、流清涕，鼻塞鼻胀较重，面色萎黄，四肢倦怠，纳差，腹胀，大便溏。舌淡胖，边有齿痕，苔薄白，脉缓。

（3）肾阳亏虚证：病久体弱，打喷嚏、鼻痒、鼻塞、流清涕，早晚较甚，面色苍白，神疲倦怠，四肢不温，腰膝酸软，或耳鸣、耳聋，小便清长，夜尿频多。舌质淡胖，苔白，脉沉细无力。

【阴阳调理灸治疗】

采用培元固本灸治疗，每次灸40分钟。肺气虚寒证配合补肺益气灸；脾气虚弱证配合温中祛湿灸；肾阳亏虚证配合温阳益肾灸。三伏天和三九天可根据症状选择培元固本灸、补肺益气灸、温阳益肾灸。

每次施灸间隔5~7天，6次为1个疗程，治疗周期随症状灵活加减。

【注意事项】

（1）适当加强锻炼，增强体质。对冷空气敏感者，注意避免在冷风中锻炼。

（2）积极查找过敏原，避免接触过敏原。

（3）饮食清淡，避免食用辛辣刺激食物，戒烟酒，注意防寒保暖。

【验案举例】

患者陈某，女，46岁。于2019年6月16日前来就诊。主诉：反复鼻痒伴打喷嚏、鼻塞、流清涕3年，最近1周加重。曾于当地医院就诊，诊断为过敏性鼻炎。后经多种药物治疗，症状时轻时重，每年冬春季节或气温骤变时易发，近1年来反复感冒，鼻炎发作频繁。1周前又因受凉发作，鼻痒难忍，鼻塞难受，喷嚏频作，清涕明显，伴畏寒，肢体倦怠，手脚发凉，尿频清长。面色苍白，神疲，四肢不温。舌质淡胖，苔白，脉沉迟。中医诊断：

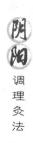

鼻鼽（肾阳亏虚证）。西医诊断：过敏性鼻炎。培元固本灸配合温阳益肾灸交替进行，每次各灸40分钟，每周1次。4周后患者鼻痒、鼻塞明显减轻，打喷嚏、流清涕情况好转，8周后患者诸症明显改善，偶有轻度鼻痒，无鼻塞、打喷嚏、流清涕，肢倦发凉情况好转，小便基本正常。

按语： 过敏性鼻炎是一种主要由IgE介导的鼻黏膜非感染性慢性炎性疾病。中医又称"鼻鼽"，首见于《素问·脉解》："所谓客孙脉则头痛鼻鼽腹肿者，阳明并于上，上者则其孙脉络太阴也，故头痛鼻鼽腹肿也。"本病位在鼻，可涉及肺、脾、肾三脏。李东垣在《内外伤辨》提及："元阳本虚弱，更以冬月助其气，故病者善嚏。"可见阳虚、阳气往来不利是导致发病的主要原因。采用阴阳调理灸治疗不仅发挥出了灸法温阳补虚的优势，且安全性比较高，可有效提高临床治疗效果，提升患者生活质量。本案患者为中年女性，病史3年，素体阳气不足，肺气虚弱，卫表不固，风寒之邪乘虚而入。邪闭肺卫，肺失宣降，津不四布，致痰湿内阻于气道，而发鼻痒、鼻塞、打喷嚏、流清涕等症。肾阳虚损，卫阳不足，故症见畏寒，肢倦发凉，尿频清长。拟采用固本补虚、益气固表的治疗原则，培元固本灸联合温阳益肾灸。以加强温阳补肾，使肾阳充而卫阳足，肾气盛而肺气旺，肺失宣降得解，痰湿内阻得化，故而诸症渐消。

三、支气管哮喘

支气管哮喘是由气道的多种细胞和细胞组分参与的气道慢性炎症性疾病。这种慢性炎症与气道高反应性密切相关，常出现广泛多变的可逆性气流受限，导致反复发作的喘息、气促、胸闷、咳嗽等症，多在夜间、清晨发作或加重。

本病属中医学"哮病""哮喘"等范畴，为一种发作性的痰鸣气喘疾患。"哮"为呼吸急促，喉间哮鸣，"喘"为呼吸困难，甚则张口抬肩，不能平卧。临床上哮必兼喘，喘未必兼哮。

支气管哮喘可发于任何年龄和季节，尤以寒冷季节和气候突变时多发，且易于反复发作。本病主因机体津液不归正化，凝聚成痰，伏藏于肺，后遇气候骤变、情志失调、饮食不当、疲倦体虚等多种诱因而发作。发作期为"伏痰"遇感引触，痰随气升，气因痰阻，相互搏结，壅塞气道，而致痰鸣、气喘，以邪实为主。若长期反复发作，则可从实转虚，由肺及心、脾、肾，表现为肺、脾、肾等脏气虚弱之候，严重时可见虚实错杂，甚则发生喘脱。本病病位在肺，与心、脾、肾密切相关。基本病机是痰气搏结，壅阻气道，肺失宣降。

【辨证要点】

1.发作期

（1）冷哮证：初起恶寒，发热，无汗，头痛，呼吸急迫，咳嗽，鼻痒、喉痒或身痒，流水样清涕；继则喘促加剧，喉中痰鸣，咳吐稀痰，胸膈满闷，不得平卧，面色苍白，背冷，口不渴，或渴喜热饮。或初起即咳喘痰鸣，并恶寒，发热，头痛。舌质淡，苔白滑，脉浮紧。

（2）热哮证：发热，头痛，面赤，汗出，气促，喉中哮鸣，声若曳锯，张口抬肩，不能平卧，呛咳不利，痰黄稠，胸闷，烦躁，口渴喜饮，大便秘结。舌质红，苔黄腻，脉滑数。

2.缓解期

（1）肺气虚证：咳嗽，咯痰清稀，面色白，声低气怯，自汗畏风，易患感冒。舌质淡红，苔薄白，脉细弱。

（2）脾气虚证：咳嗽，痰清稀，面色萎黄，气短，消瘦，食少纳呆，大便溏。舌质淡，有齿印，苔白，脉濡缓。

（3）肾气虚证：喘促日久，动则喘息更甚，神疲形瘦，畏寒，心悸，腰酸，自汗。舌质淡红，脉沉细。

【阴阳调理灸治疗】

发作期冷哮证采用补肺益气灸治疗，每次灸40分钟。缓解期采用培元固本灸治疗，每次灸40分钟。肺气虚证配合补肺益气灸；脾气虚证配合健脾理气灸；肾气虚证配合温阳益肾灸。热哮证暂不予阴阳调理灸治疗。三伏和三九期间可根据症状选择培元固本灸、补肺益气灸、温阳益肾灸。

每次施灸间隔5~7天，6次为1个疗程，治疗周期随症状灵活加减。

【注意事项】

（1）注意保暖，防止感冒，秋冬季节气温骤变时注意防寒，避免因寒冷空气刺激而诱发。

（2）避免接触可诱发哮喘的各种因素，包括烟尘异味、油漆、动物皮毛、花粉等，积极戒烟。

（3）饮食清淡，忌食肥甘厚味，防止生痰生火，避食发物。

（4）根据身体情况，适当进行体育锻炼，逐步增强体质，提高抗病能力。

（5）保持心情舒畅，劳逸适当，防止过度疲劳。

（6）施术前应告知受术者施灸过程，消除受术者对施灸的恐惧感或紧张感；施术中应密切关注受术者状态，防止温度过高或因受术者活动导致灸具脱落发生烧烫伤；施术后宜嘱受术者休息后缓慢坐起，继续休息5~10分钟后方可离开治疗室，避免体位性眩晕。

（7）受术者在精神紧张、大汗、劳累后或饥饿时不宜应用本疗法。

（8）受术者灸后宜注意保暖，避免受寒，适当休息，避免熬夜。

【验案举例】

患者李某，男，56岁，于2020年7月6日前来就诊。主诉：反复咳喘30余年。经外院呼吸科诊断为支气管哮喘，多次住院治疗，病情时重时轻，2年前再次住院治疗，出院后基本未发。近1年病情反复，几乎每月都有发作。现症见气短息促，呼吸困难，动则喘甚，不耐劳累，腰酸腿软，肢凉乏力，小便清长，大便可，纳可，夜寐欠佳。神清，精神倦怠，面色暗淡，语声低微，双肺可闻及散在哮鸣音。舌淡胖，苔薄白滑，脉细而弦。中医诊断：哮病（肾气虚证）。西医诊断：支气管哮喘。采用培元固本灸配合温阳益肾灸，用补法，每次各灸40分钟，每周1次，4周为1个疗程。经1个疗程治疗，患者发作次数减少，气短息促、呼吸困难等症状减轻，并诉体力明显增强。2个疗程治疗后，患者哮喘明显好转，体力恢复，未诉腰膝酸软，日常活动无气促，小便正常。

按语： 本案中患者病程较久，多属素体偏虚而外邪入侵所致，而阴阳调理灸能温阳利气，祛除体内邪气，使肺气升降正常，温补脾肾，从而增强机体抗病能力。患者反复咳喘30余年，痰饮伏肺，每遇气候变化、情志失调、劳倦体虚等诱因，伏痰遇感引触，气痰搏结，而致痰鸣、气喘。由于长期反复发作，肾气虚弱，故不耐劳累，腰酸腿软，肢凉乏力，小便清长。拟采用补肺益肾，固本补虚的治疗原则，培元固本灸联合温阳益肾灸。培元固本灸以神阙为中心，培元补虚、固本益气，神阙位于任脉，当元神之门户，故有固本补虚之功效，对该穴进行施灸可以升阳举陷，托举正气。温阳益肾灸以督脉为基线，命门为中心，以温肾扶阳、壮骨填精，命门位于两肾俞之间，当肾间动气处，为元气之根本。患者久病肾阳不足，失于温煦，施灸命门可温阳补虚，强健腰膝，使相火得充，脾土得固。两灸合用可补益肺肾，使肾阳充足，痰饮渐化，肺气充实，宣降有常，痰气壅阻渐散，故而诸症渐消。

四、慢性支气管炎

慢性支气管炎，简称慢支，是由于感染或非感染因素引起的气管、支气管黏膜及其周围组织的慢性非特异性炎症，以反复发作的咳嗽、咳痰或伴有喘息为主要临床表现。每年发病持续3个月，连续2年或2年以上。慢性支气管炎临床分类包括单纯型和喘息型。单纯型主要表现为咳嗽、咳痰，喘息型除咳嗽、咳痰外，常发生支气管腔阻塞的喘息症状，并伴有哮鸣音。随着病情的进展，该病患者可出现肺气肿、肺动脉高压、肺源性心脏病等并发症。

慢性支气管炎属于中医"咳嗽""痰饮""喘证"等范畴。中医认为本病的发生主要与年老体弱、外邪侵袭、起居失常、烟酒刺激以及脏腑功能失调有关。由于反复外感六淫邪气或各种外因刺激，肺、脾、肾三脏虚损，肺虚则卫外不固，脾虚则化源不足，肾虚则气失摄纳，精亏气怯，反复为患。

【辨证要点】

（1）肺脾气虚证：咳嗽咳痰，痰稀白或呈泡沫样，气短，声低懒言，自汗，神疲乏力，纳差，遇风寒则咳痰加重，或伴喘息。舌质淡，苔白，脉细。

（2）痰浊壅肺证：咳嗽痰多，痰白而稀，胸闷，神疲乏力，纳呆，大便溏。舌苔白腻，脉濡滑。

（3）脾肾阳虚证：咳嗽气喘，痰稀白，动则喘甚，遇冷咳喘加重，食欲不振，四肢不温，小便清长。舌质淡苔白，脉弱。

【阴阳调理灸治疗】

采用培元固本灸治疗，每次灸40分钟。肺脾气虚证配合补肺益气灸；痰浊壅肺证配合温中祛湿灸；脾肾阳虚证配合温阳益肾灸。三伏和三九期间

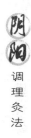

可根据症状选择培元固本灸、补肺益气灸、温阳益肾灸。

每次施灸间隔5~7天，6次为1个疗程，治疗周期随症状灵活加减。

【注意事项】

（1）慎风寒，适寒温，避免烟酒等不良刺激。

（2）饮食清淡，少食黏腻和辛辣刺激之品，忌甘肥生冷。

（3）平素加强体育锻炼，增强体质，注意劳逸结合，防止过度劳累而诱发。

（4）施术前应告知受术者施灸过程，消除受术者对施灸的恐惧感或紧张感；施术中应密切关注受术者状态，防止温度过高或因受术者活动导致灸具脱落发生烧烫伤；施术后宜嘱受术者休息后缓慢坐起，继续休息5~10分钟后方可离开治疗室，避免体位性眩晕。

（5）受术者在精神紧张、大汗、劳累后或饥饿时不宜应用本疗法。

（6）受术者灸后宜注意保暖，避免受寒，适当休息，避免熬夜。

【验案举例】

患者王某，男，70岁，于2019年5月15日前来就诊。主诉：反复咳嗽、咳痰20余年，加重1月余。经外院诊断为慢性支气管炎，经药物治疗，症状时轻时重。1个月前因受凉感冒后出现咳嗽，患者神清，精神差，面色苍白。舌质淡胖，苔白，脉细弱。胸部X片显示两肺纹理增粗、紊乱，以肺下叶较明显。中医诊断：咳嗽（肺脾气虚证），西医诊断：慢性支气管炎慢性迁延期。治疗采用培元固本灸配合补肺益气灸交替进行，每次灸40分钟，每5天1次。2周后患者咳嗽明显减轻，咳痰量减少，4周后患者诸症明显改善，偶有轻度咳嗽，无咳痰、气喘，食欲可，大便基本正常。后建议患者进行三伏培元固本灸治疗，咳嗽症状消失。

按语： 患者反复咳嗽、咳痰20余年，"久病必虚"，以正虚为主，邪实不盛。结合"急则治其标，缓则治其本"的理论，治疗上应以扶正为主，故可采用培元固本灸以培补元气、固本补虚。"邪之所凑，其气必虚"，患者本就正气虚弱，外受风寒，再次诱发，伴有咳吐白色黏痰、乏力、食纳差、便溏等症状。此时需祛湿为辅，配合补肺益气灸补益肺气，使肺气充而宣肃有常，痰饮内阻渐散，故而诸症渐消。

培元固本灸以神阙为中心，在其周围内施隔姜铺灸，以培元补虚、固本益气。培元固本灸的灸位在腹部，以肚脐为中心，脐通五脏六腑、十二经脉，《难经·六十六难》载有"脐下肾间动气者，人之生命也，十二经之根本也，故名曰原……五脏六腑之有病者，皆取其原也。"阐明了脐与元气及十二经脉与元气的关系。元气是维持人体生命活动的最基本物质，也是机体生命的原动力，其聚于脐下，故培元固本灸可调理元气；培元固本灸灸位覆盖气海、关元、神阙等穴，灸疗时可刺激穴位发挥升先后天之气，有提高免疫力、固护正气之效。补肺益气灸是在大椎到双侧肩井、双侧肩井至膈关所共同形成的范围施隔姜铺灸，在肺的体表投影处施用灸法，可直接补益肺气，温肺散寒。

三伏天施灸不仅可以使卫表阳气得到温养，也可以使体内的阳气得以振奋，还可以为秋冬储备充足的阳气，以使冬季人体阳气足够充盛，以敛阴固精而不外泄，起到平衡阴阳、调和气血的，增强人体抗病御邪的能力。

五、咳嗽

咳嗽为肺系疾病的主要症状之一，是由肺失宣降，肺气上逆所致。无痰有声者为咳，无声有痰者为嗽，既有痰又有声者为咳嗽。临床中多以声痰并见，故以咳嗽并称。咳嗽多见于上呼吸道感染、急慢性支气管炎、慢性阻塞性肺病、部分支气管扩张、肺炎、肺结核、肺心病、肺癌等疾病中。

咳嗽作为肺系疾患主要症状，不外乎外感、内伤两种。外感咳嗽主要由风、寒、暑、湿、燥、火六淫之邪侵袭，肺卫受感，肺气壅遏不宣，清肃之令失常，气道不利，肺气上逆所致；内伤咳嗽多见肺脏虚弱，或其他脏腑病变累及于肺。

【辨证要点】

（1）风寒证：咳嗽声重，痰稀薄色白，咽痒不适，鼻塞，流清涕，打喷嚏，可伴恶寒、头痛、无汗、骨节酸痛等症。苔薄白，脉浮或浮紧。

（2）风热证：咳嗽，痰黏稠或黄稠，咯痰不爽，咽痛，口干，鼻流黄涕，可伴发热、汗出、头痛。舌苔薄黄，脉浮数。

（3）湿证：咳嗽痰多，痰白黏腻，常伴胸脘满闷，恶心，纳差。舌苔白腻，脉濡滑。

（4）肝火犯肺证：咳嗽呈阵发性，咳则连声，面红目赤，胸胁串痛，情绪激动易发，自觉痰阻咽喉，量少难出，可伴烦热口苦、咽喉干燥。舌苔薄黄少津，脉弦数。

（5）气虚证：咳嗽声低气怯，痰多清稀，可伴神疲、自汗、畏风，平素易感冒。苔薄白舌质淡，脉弱。

（6）阳虚证：咳嗽反复发作，痰涎清稀，短气喘促，畏寒，可伴头晕、心悸、肢体沉重、小便不利。舌苔白润，脉沉滑。

【阴阳调理灸治疗】

采用培元固本灸治疗，每次灸40分钟。风寒证、气虚证配合补肺益气灸；痰湿证配合温中祛湿灸；阳虚证配合温阳益肾灸。风热证、肝火犯肺证暂不予阴阳调理灸治疗。三伏和三九期间可根据症状选择培元固本灸、补肺益气灸、温阳益肾灸。

每次施灸间隔5~7天，6次为1个疗程，治疗周期随症状灵活加减。

【注意事项】

（1）注意保持环境卫生，减少烟尘和有害废气危害。

（2）注意气候变化，预防感冒。

（3）忌食辛辣、肥腻及过于寒凉之品。吸烟患者尽早戒烟。

（4）锻炼身体，增强体质，提高抗病能力。

（5）内伤咳嗽者，积极针对原发病进行治疗及调护。

（6）服用某些特殊药物可能导致干咳，可停药后观察病情变化。

（7）施术前应告知受术者施灸过程，消除受术者对施灸的恐惧感或紧张感；施术中应密切关注受术者状态，防止温度过高或因受术者活动导致灸具脱落发生烧烫伤；施术后宜嘱受术者休息后缓慢坐起，继续休息5~10分钟后方可离开治疗室，避免体位性眩晕。

（8）受术者灸后宜注意保暖，避免受寒，适当休息，避免熬夜。

【验案举例】

患者陈某，男，65岁，于2020年10月8日前来就诊。主诉：间断咳嗽4年余，有时伴气促，平素身体疲乏、肢冷畏寒，休息后未见明显缓解。曾于外院呼吸科就诊，诊断为慢性支气管炎，经服西药治疗症状时轻时重。现症见间断咳嗽，痰少、清稀，倦怠乏力，手足不温，小便不利，舌质淡红、苔白润，脉沉滑。咳嗽特异生活质量量表（CQLQ）评分76分，咳嗽视觉模拟量表（VAS）65mm，咳嗽症状评分（CET）3分。中医诊断：咳嗽（阳虚证）。西医诊断：慢性支气管炎。采用培元固本灸和温阳益肾灸交替进行，采用补法，每次各灸40分钟，每5天1次；建议患者平素习八段锦、易筋经以强身健体。经2周治疗，患者咳嗽、气促症状明显减轻，并述困倦乏力有改善，CQLQ评分54分，VAS量表46mm，CET评分2分。4周治疗后咳嗽、气促、困倦乏力、手足不温、小便不利均显著改善；舌质淡红，苔薄白，脉细。CQLQ评分42分，VAS量表34mm，CET评分2分。

按语： 咳嗽，有声无痰为咳，有痰无声为嗽；病位在肺，与肝、脾、肾关系密切。肺主气，司呼吸，上连气道喉咙，开窍于鼻，外合皮毛，为五脏六腑之华盖，其气贯百脉而通它脏，由于肺体清虚，不耐寒热，故称娇脏，内外之邪侵袭后易于为病，病则宣肃失司，以致肺气上冲激声门而咳。肝主疏泄，"肝脉布两胁上注于肺"，若肝郁化火，木火偏旺，或金不制木，木反侮金，则气火上逆犯肺而咳；脾主运化，脾为肺之母，"手太阴肺经起于中焦，下络大肠，还循胃口"，若脾运不健，痰浊内生，上渍于肺，则肺失清肃，上逆为咳；"内伤咳嗽则不独在肺，盖五脏之精皆于肾，而少阴肾脉从肾上贯于肝膈，入肺中……肺金之虚，多由肾水之涸""肺为气之主，肾为气之根。"肺主呼气，肾主纳气，若久咳肺虚，金不生水，肺病及肾，肺肾俱虚，气逆为咳为喘。咳嗽究其成因不外乎外感、内伤两种，主要病机为邪犯于肺，肺失清肃，肺气上逆，故治疗咳嗽应分清邪正虚实和标本缓急，采用"实者邪之，虚者补之""急则治其标，患则治其本"的原则，同时要注意标本兼治。一般而言，外感咳嗽为实证，以驱邪利肺为主；内伤咳嗽为虚实夹杂，本虚标实。标实为主者，以驱邪止咳为主；本虚为主者，以补肺、健脾、补肾纳气为主。

患者为中老年男性，属阳虚证，症见倦怠乏力，手足不温，小便不利，舌质淡红、苔白润，脉沉滑。患者平素身体疲乏、肢冷畏寒，病久肺气不足、肾阳虚弱，气化不利，水液停滞上逆，故发为反复咳嗽、咳痰、气促。治宜采用培补元气、固本补虚、温补肾阳，阴阳调理灸采用培元固本灸与温阳益肾灸交替进行。

培元固本灸以神阙为中心施隔姜铺灸，达到培补元气、固本补虚的功效，神阙位于任脉，与冲脉相交会，与督脉相表里，与全身经络相通，内联五脏六腑，肺气充实而宣肃有常，则咳嗽、气促渐缓。温阳益肾灸以督脉为基线，命门为中心，以温肾扶阳、壮骨填精，命门位于两肾俞之间，当肾间动气处，为元气之根本，患者久病肾阳不足，失于温煦，施灸命门可温阳补虚，补肾纳气，肾阳充盛而气化有权，水液停滞渐除，故痰湿及困乏、肢冷、小便不利等症渐消。两灸合用使肺气得充，肾阳得补，肾中精气充盛，吸入之气能经过肺的肃降下纳于肾，嗽可渐愈，故而诸症得解，精神得复。

第二节　消化系统疾病

一、胃痛

胃痛是上腹胃脘部发生的疼痛，又称"胃脘痛"。古代文献中称"心痛""心下痛""胃心痛"。西医学中的急慢性胃炎、消化系统溃疡、胃肠功能紊乱、胃痉挛等疾病引起的胃痛可参照本病治疗。

胃为阳土，喜润恶燥，为五脏六腑之大源，主受纳、腐熟水谷，其气以和降为顺，不宜郁滞。本病发生多与寒邪犯胃、饮食伤胃、情志不畅和脾胃虚弱等因素相关。本病病位在胃，但与肝、脾关系密切。基本病机是胃气失和、胃络不通或胃失温养。

【辨证要点】

（1）寒邪客胃证：胃痛暴作，挛急冷痛，恶寒喜暖，得温痛减，遇寒加重，口不渴，喜热饮。舌苔薄白，脉弦紧。

（2）饮食伤胃证：胃脘疼痛，胀满拒按，嗳腐吞酸，或呕吐不消化食物，其味腐臭，吐后痛减，大便不爽，矢气及便后痛减，有暴饮暴食病史。舌苔厚腻，脉滑。

（3）肝气犯胃证：胃脘胀痛，胁肋胀满，牵引背胁，情志不遂易诱发。心烦易怒，嗳气、矢气则痛舒，胸闷喜叹息，大便不畅。舌苔薄白，脉弦。

（4）胃热炽盛证：胃痛急迫或痞满胀痛，嘈杂吐酸，心烦，口苦或黏。舌质红，苔黄或腻，脉数。

（5）瘀血停胃证：胃脘刺痛，痛有定处，按之痛甚，甚或出现黑便或呕血。舌质紫暗或有瘀斑，脉涩。

（6）脾胃虚寒证：胃脘隐痛，绵绵不休，空腹痛甚，食后缓解，喜温喜按，泛吐清水，食少纳呆，大便溏薄，神疲乏力，四肢不温。舌淡苔白，脉虚缓无力。

（7）胃阴不足证：胃脘灼热隐痛，有时嘈杂似饥，或饥而不欲食，口干咽燥，大便干结。舌红少津或光剥无苔，脉弦细无力。

【阴阳调理灸治疗】

采用培元固本灸，每次灸40分钟。寒邪客胃证、脾胃虚寒证配合温中祛湿灸；饮食伤胃证、肝气犯胃证、瘀血停胃证配合健脾理气灸。胃热炽盛证暂不予阴阳调理灸治疗。胃阴不足证且阴虚较甚者适当调整施灸时间，或暂缓施灸。三伏和三九期间可根据症状选择培元固本灸、温中祛湿灸。

每次施灸间隔5~7天，6次为1个疗程，治疗周期随症状变化灵活加减。

【注意事项】

（1）养成良好的生活习惯，忌暴饮暴食、饥饱无常；忌长期饮食生冷；忌长期服用苦寒、燥热伤胃之药物。

（2）调畅情志，保持心情愉悦，避免情志内伤。

（3）劳逸结合，起居有常，固护人体正气，避免外邪内侵。

（4）胃痛的临床表现有时可与其他消化系统疾病如肝胆疾患及胰腺炎相似，应注意鉴别。也要注意与心肌梗死等循环系统疾患鉴别。另外，胃痛如见于溃疡病导致的出血、穿孔等急重症，应及时采取急救措施。

（5）施术前应告知受术者施灸过程，消除受术者对施灸的恐惧感或紧张感；施术中应密切关注受术者状态，防止温度过高或因受术者活动导致灸具脱落发生烧烫伤；施术后宜嘱受术者休息后缓慢坐起，继续休息5~10分钟后方可离开治疗室，避免体位性眩晕。

【验案举例】

患者杜某，女，66岁，2021年7月18日就诊。主诉：胃脘隐痛不适1年，饥饿时感症状加重，时有泛吐清水。外院胃镜提示胃十二指肠球部溃疡，给予西药雷贝拉唑、法莫替丁等口服，症状时轻时重。现症见胃脘部隐隐疼痛，空腹时明显，进食后可缓解，喜饮温水，腹部喜揉喜按，受凉后症状加

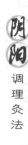

重，四肢欠温。大便溏黏，纳差。舌淡，苔薄白，脉沉细缓。中医诊断：胃痛（脾胃虚寒证）。西医诊断：胃十二指肠球部溃疡。采用培元固本灸和温中祛湿灸交替进行，每次灸40分钟，5天1次，患者经2周治疗胃部疼痛明显缓解。经4周治疗患者胃脘隐痛症状消失，食欲增加，大便质软呈条状，四肢温和。

按语： 验案中患者为中老年女性，素体阳气不足而阴寒内盛，致使胃失温养而出现"不荣则痛"。症见胃脘部隐隐疼痛，空腹时明显，进食后可缓解，喜饮温水，腹部喜揉喜按，受凉后症状加重，四肢欠温。采用"益气健脾，温胃止痛"之法，针对脾胃虚寒型胃痛患者。阴阳调理灸中的培元固本灸与温中祛湿灸协调使用。培元固本灸以培补元气，温中祛湿灸以任脉中脘为中心施灸，任脉为阴经之海，具有调节全身诸阴经经气的作用，中脘为胃之募穴，腑之所会，对中脘施灸可调节中焦气机，温补中焦，配合生姜及艾叶之性，可达"阴中求阳"之功。另外，对于阳虚质、气虚质、痰湿质患者使用培元固本灸与温中祛湿灸交替施灸也可达到健脾和胃、理气温通而达到止痛的目的，通过施灸的方式，不仅可以解决患者当下胃痛不适的症状，还能纠正患者体质，调动周身阳气，固护正气。

二、胃下垂

胃下垂是以人在站立时，胃的下缘（胃大弯）降至盆腔，胃小弯切迹（弧线最低点）低于两髂嵴水平连线以下为主要特征的疾病。此病常由于膈肌悬力不足，支撑内脏器官的韧带松弛或腹肌松弛，腹内压降低或胃肌层张力降低导致。正常人的胃在腹腔的左上方，人在直立时胃的最低点不应超过脐下2横指，其位置相对固定，对于维持胃的正常功能有一定作用。近年来随着居民生活节奏的加快、饮食结构的改变，胃下垂的发病率呈上升趋势。

胃下垂属中医学"胃缓"范畴，但不能完全等同。其发生常与禀赋不足、饮食不节、劳累过度、情志不畅相关。中医学早在《内经》中就有"肉䐃不称身者，胃下，胃下者，下管约不利。肉䐃不坚者，胃缓"的记载。本病病位在胃，与脾关系密切。基本病机是脾虚气陷。

【辨证要点】

（1）脾虚气陷证：脘腹重坠作胀，食后、站立或劳累后加重。不思饮食，面色萎黄，精神倦怠。舌淡，有齿痕，苔薄白，脉细或濡。

（2）胃阴不足证：脘腹痞满，隐隐坠胀疼痛。饥不欲食，口干舌燥，纳呆消瘦，烦渴喜饮，大便干结。舌质红或有裂纹，少津少苔，脉细或细数。

（3）脾肾阳虚证：脘腹坠胀冷痛，喜温喜按，遇冷或劳累后加重。畏寒肢冷，得温痛减，食后腹胀，倦怠乏力，食欲不振，大便溏薄，或完谷不化，腰膝冷痛。舌淡，边有齿痕，苔薄白，脉沉细或迟。

（4）脾虚饮停证：脘腹坠胀不舒，胃内振水声或水在肠间辘辘有声。呕吐清水痰涎，头晕目眩，心悸气短。舌淡胖有齿痕，苔白滑，脉弦滑或弦细。

【阴阳调理灸治疗】

采用培元固本灸，每次灸40分钟。脾虚气陷证配合健脾理气灸；脾肾阳虚证配合温阳益肾灸；脾虚饮停证配合温中祛湿灸。胃阴不足证且阴虚较甚者适当调整施灸时间，或暂缓施灸。三伏和三九期间可根据症状选择培元固本灸、温中祛湿灸、温阳益肾灸。

每次施灸间隔5~7天，6次为1个疗程，治疗周期随症状变化灵活加减。

【注意事项】

（1）注意饮食调护，忌暴饮暴食，宜少食多餐。

（2）禁食肥甘厚腻、辛辣刺激之品。

（3）避免重体力劳动和餐后剧烈运动。

（4）施术前应告知受术者施灸过程，消除受术者对施灸的恐惧感或紧张感；施术中应密切关注受术者状态，防止温度过高或因受术者活动导致灸具脱落发生烧烫伤；施术后宜嘱受术者休息后缓慢坐起，继续休息5~10分钟后方可离开治疗室，避免体位性眩晕。

【验案举例】

张某，女，67岁，2021年6月29日初诊。主诉：腹胀伴便秘1年，自行饮食调理无明显改善，自行服用便通胶囊后可缓解，停药后症状同前。现症见腹胀，便秘，大便5~10天1解，便质初干后稀，便后腹胀缓解，食欲减退，食后腹胀。消瘦，倦怠，疲乏无力。患者神清，精神差，面色黄，腹部胀满，腹部压痛阳性。舌质淡胖，苔白厚腻，脉沉细弱。胃部超声提示饮水 500ml 直立位时胃底位于脐下 8cm。西医诊断：胃下垂。采用培元固本灸与健脾理气灸交替进行，中间间隔 5 天，每次灸 40 分钟，配合间断口服补中益气汤加减（15 天 7 剂），经 10 次治疗，患者腹胀缓解，大便 5 天左右 1 解，并诉食欲改善，体力明显增强。经 20 次治疗后，腹胀明显缓解，疲倦好转，大便 3~5 天 1 解，经过 30 次治疗，患者诉腹胀消失，食欲增强，体力明显增强，大便 2 天 1 解，质软。半年后复查胃部超声提示饮水 500ml 直立位时胃底位于脐下 3cm。

按语：患者为老年女性，素体气虚。脾胃气虚导致中气下陷，脾失健运则脘腹胀满、大便困难，脾不升清则消瘦、倦怠，疲乏无力，长此以往而发此病。治疗采用补气升陷，健脾和胃之法。针对脾虚气陷型胃下垂患者，采用健脾理气灸与培元固本灸两者合用，健脾理气灸通过对督脉施灸以温阳补虚，通过对膀胱经背俞穴施灸以补益背俞穴对应脏腑之气。本病病位在脾胃，通过对脾俞、胃俞施灸，不仅可以通过艾叶之热性以升阳举陷，还可通过热效对两穴进行刺激，补益脾胃中气，助脾胃升清降浊，疏利中焦之气机，从而恢复脾胃正常功能。培元固本灸以神阙为中心施隔姜铺灸，达到培元补虚、固本益气的功效，验案中患者在治疗后，脾胃之气得以补足，纠正患者气虚情况，胃下垂较治疗前明显好转，便秘、腹胀、食欲差、倦怠乏力也随之改善，体现出阴阳调理灸中"调和阴阳"的优点。

三、呕吐

呕吐是以胃气上逆，胃内容物从口中吐出为主症的病证。常以有物有声谓之呕，有物无声谓之吐，无物无声谓之干呕。临床上呕与吐常同时出现，故并称"呕吐"。西医学中，呕吐常见于胃肠功能紊乱、急慢性胃炎、幽门梗阻、食源性呕吐、神经性呕吐、胆囊炎、胰腺炎等疾病。

本病多由饮食伤胃、外邪犯胃、情志失调、病后体虚、素体脾胃虚弱所致。病位在胃，与肝、脾关系密切，虚证多因于脾，实证多归于肝。基本病机是胃失和降，胃气上逆。无论是胃腑本身病变还是其他脏腑的病变影响到胃腑，使胃失和降，胃气上逆，均可致呕吐。

【辨证要点】

（1）外邪犯胃证：突然呕吐，频频泛恶，胸脘满闷，或心中懊恼，伴有恶寒发热，头身疼痛。舌苔白腻，脉濡。

（2）饮食停滞证：呕吐酸腐量多，或吐出带有未消化的食物，嗳气厌食，脘腹胀满，大便秘结或溏泻。舌苔厚腻，脉滑实有力。

（3）痰饮内阻证：呕吐清水痰涎，或胃部如囊裹水，脘痞满闷，纳谷不佳，头眩，心悸，或逐渐消瘦。舌苔白滑而腻，脉沉弦滑。

（4）肝气犯胃证：呕吐吞酸，或干呕泛恶，脘胁胀痛，烦闷不舒，嗳气频频，每遇情志失调而发作或加重。舌边红，苔薄白或微黄，脉弦。

（5）脾胃虚弱证：饮食稍多即欲呕吐，时发时止，食入难化，胸脘痞闷，不思饮食，面色无华，四肢倦怠，口干不欲饮，大便溏薄。舌质淡，脉濡弱。

【阴阳调理灸治疗】

采用健脾理气灸，每次灸40分钟。外邪犯胃证、饮食停滞证、痰饮内阻证、脾胃虚弱证配合温中祛湿灸；肝气犯胃证仅采用健脾理气灸。三伏和三九期间可根据症状选择培元固本灸、温中祛湿灸、温阳益肾灸。

每次施灸间隔5~7天，6次为1个疗程，治疗周期随症状变化灵活加减。

【注意事项】

（1）养成良好饮食习惯，勿暴饮暴食，勿食变质秽腐食物。

（2）勿过食生冷、肥甘厚腻、辛辣刺激之品。

（3）调畅情志，避免精神刺激。

（4）注意鉴别肠梗阻、胰腺炎、癌肿及脑源性呕吐等急重症引起的呕吐，应当予以优先治疗原发病，针灸只做对症处理。

（5）施术前应告知受术者施灸过程，消除受术者对施灸的恐惧感或紧张感；施术中应密切关注受术者状态，防止温度过高或因受术者活动导致灸具脱落发生烧烫伤；施术后宜嘱受术者休息后缓慢坐起，继续休息5~10分钟后方可离开治疗室，避免体位性眩晕。

【验案举例】

李某，女，53岁，2021年5月24日就诊。主诉：反复呕吐、纳差1月。现病史：患者1月前无明显诱因开始反复出现恶心、呕吐，呕吐物为胃内容物，不敢多吃，受凉后症状加重，近1年来觉胃脘部发凉，食欲差，倦

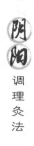

怠乏力。自行服用逍遥丸治疗，症状无明显改善。现症见恶心、呕吐，呕吐物为胃内容物，频繁时先为胃内容物，后续呕吐涎液，自觉胃脘部发凉，食欲差，倦怠乏力。便溏，小便可，纳差。舌淡苔白，脉弱。既往史：1年前有胆囊切除手术史。西医诊断：急性胃炎。中医诊断：呕吐（脾胃虚弱证）。采用健脾理气灸与温中祛湿灸交替进行，中间间隔5天，每次40分钟，经过4次治疗，患者呕吐频率、程度明显下降，经过10次治疗，患者呕吐消失，精神状态佳，食欲恢复。3个月后电话随访，症状未再复发。

按语： 呕吐是指胃失和降，气逆于上迫使胃内容物从口而出的病证，病位在胃，与肝、脾关系密切，虚证多因于脾，实证多归于肝。脾主运化，以升为健，若脾失健运，水谷难化，聚湿为痰，停滞于胃而发呕吐；肝主疏泄，调畅气机，若肝气郁结，横逆脾胃，胃气上逆亦可致呕吐。呕吐总的病机因胃气上逆所致，故治以和胃降逆为原则，再结合具体症状辨证论治，邪实者，治宜祛邪为主，邪去则呕吐自止。分别采用解表、消食、化痰、解郁等法。正虚者，治宜扶正为主，正复则呕吐自愈。患者为中年女性，证属脾胃虚弱，症见胃脘部发凉，食欲差，倦怠乏力。便溏，纳差。患者素体脾胃虚弱，中阳不振，纳运失调，脾不能升，胃气不降，气机逆乱而发呕吐，采用健运脾胃、补中益气等法，阴阳调理灸采用健脾理气灸与温中祛湿灸交替进行。健脾理气灸通过对膀胱经背俞穴施灸以补益对应脏腑之气，通过对脾俞、胃俞、肝俞施灸，不仅可以通过热效应对穴位进行刺激，补益脾胃中气，助脾胃升清降浊，还可舒畅肝气，调和中焦之气机，从而恢复脾胃正常功能。温中祛湿灸以任脉为轴线，以中脘为中心位进行施灸，具有温中散寒、和胃祛湿之效。任脉为"阴脉之海"，具有调节阴经气血、调节月经的作用。中脘为胃之募穴、八会穴之腑会，于此穴施灸可温运脾胃、降逆和胃。两灸合用可振奋患者脾阳，温补脾胃，畅通气机，起到和胃降逆止呕的功效，故而诸症得解，精神得复，随访3月未见复发。

四、呃逆（膈肌痉挛）

呃逆是以气逆上冲，喉间呃呃连声，声短而频，不能自控为主症的病证，俗称"打嗝"。古称"哕"，又称"哕逆"。呃逆多见于西医学中的单纯性膈肌痉挛，而其他疾病如胃肠功能紊乱、胃炎、胃扩张、胸腹腔肿瘤、肝硬化晚期、脑血管病、尿毒症，以及胸腹手术后等所引起的膈肌痉挛之呃逆，均可参考本节辨证论治。

呃逆的病因多由饮食不当、情志不遂和正气亏虚等所致。基本病机是胃失和降、气逆动膈。呃逆之病位在膈，病变的关键脏腑在胃，还与肝、脾、肺、肾诸脏腑有关。

【辨证要点】

（1）胃寒积滞证：呃声沉缓有力，胸膈及胃脘不舒，得热则减，遇寒更甚，进食减少，喜食热饮，口淡不渴。舌苔白润，脉迟缓。

（2）胃火上逆证：呃声洪亮有力，冲逆而出，口臭烦渴，多喜冷饮，脘腹满闷，大便秘结，小便短赤。苔黄燥，脉滑数。

（3）气机郁滞证：呃逆连声，常因情志不畅而诱发或加重，胸胁满闷，脘腹胀满，嗳气纳减，肠鸣矢气。苔薄白，脉弦。

（4）脾胃阳虚证：呃声低长无力，气不得续，泛吐清水，脘腹不舒，喜温喜按，面色㿠白，手足不温，食少乏力，大便溏薄。舌质淡，苔薄白，脉细弱。

（5）胃阴不足证：呃声短促而不得续，口干咽燥，饥不欲食。舌红，苔少，脉细数。

【阴阳调理灸治疗】

采用健脾理气灸治疗，每次灸40分钟。胃寒积滞证、脾胃阳虚证配合温中祛湿灸，气机郁滞证仅采用健脾理气灸。胃火上逆证暂不予阴阳调理灸，胃阴不足证采用培元固本灸，阴虚较甚者适当调整施灸时间，或暂缓施灸。三伏和三九期间可根据症状选择培元固本灸、温中祛湿灸、温阳益肾灸。

每次施灸间隔5~7天，6次为1个疗程，治疗周期随症状灵活加减。

【注意事项】

（1）应保持情志舒畅，避免暴怒、过喜等不良情志刺激。

（2）注意寒温适宜，避免外邪侵袭。

（3）清淡饮食，忌生冷、辛辣、肥腻之品，避免饥饱无常，进食易消化食物。

（4）如呃逆见于危重症后期，可能是胃气衰败、病情转重之象，宜加以注意。

（5）施术前应告知受术者施灸过程，消除受术者对施灸的恐惧感或紧张感；施术中应密切关注受术者状态，防止温度过高或因受术者活动导致灸具脱落发生烧烫伤；施术后宜嘱受术者休息后缓慢坐起，继续休息5~10分钟后方可离开治疗室，避免体位性眩晕。

【验案举例】

患者王某，女，22岁，于2020年11月24日来诊，主诉：间断性呃逆3年余，再发2日。患者近三年来遇寒易发呃逆，夏日冷饮易诱发，甚至冬天吸入冷空气也易发作，平素胃脘部隐痛不适，得热则减，遇寒更甚，进食减少，喜食热饮，口淡不渴，舌苔薄白，脉缓。中医诊断：呃逆（胃寒积滞证）。西医诊断：单纯性膈肌痉挛。采用健脾理气灸与温中祛湿灸交替进行，中间间隔5天，每次灸40分钟，经过10次治疗，患者呃逆发作频次明显减少，一年后回访，呃逆仅发作一次，胃脘部隐痛不适等也基本消失。

按语：呃逆是指胃气上逆至膈，以气逆上冲、呃声连连，声短而频，无法自止为特点的病证。病位在膈，病变的关键脏腑在胃，还与肝、脾、肺、肾诸脏腑有关。胃居膈下，肺居膈上，肺胃皆以肃降为顺，二者相互影响、相互联系，肺之宣肃影响胃之和降，若肺胃失调，胃失和降，上逆动膈，气机上冲喉间，致使呃逆发作。另外肝失疏泄，气机失调，横逆犯胃，胃失和降，膈间气机不利，致呃逆发作；若脾失健运，痰饮内停阻滞气机，胃气上逆至膈，故作呃逆；若肾失摄纳，逆气上冲动膈亦可致呃逆。呃逆因其病因而施以祛寒、清热、补虚、泻实之法。朱丹溪在《金匮钩玄·卷一》中提及"气有余便是火"，指出阳气过盛便会产生火邪。如胃火上逆型呃逆，因其胃中积热，日久化火，易于损耗阴液而转化为胃阴亏虚，从而加重症状，临证中需要注意甄别。因此除胃火上逆、胃阴不足不宜使用灸法之外，寒积、气郁、脾阳虚证均可在阴阳调理灸治疗下达到理气和胃、降逆平呃之功。患者为青年女性，证属胃寒积滞型，症见胃脘部隐痛不适，得热则减，遇寒更甚，进食减少，喜食热饮，口淡不渴，舌苔白薄白，脉缓。患者过食生冷，寒气停蓄于胃，循手太阴之脉上动于膈，发生呃逆，采用温中散寒，降逆止呃之法，阴阳调理灸采用健脾理气灸与温中祛湿灸交替进行。健脾理气灸通过对膀胱经背俞穴施灸以补益对应脏腑之气，通过对脾俞、胃俞、肝俞、肾俞施灸，不仅可以调节脾胃气机，助脾胃升清降浊，舒畅肝气，调和中焦之气机，还可固护肾气，增强其摄纳之功，从而恢复畅通气机，降逆止呃。温中祛湿灸以任脉为轴线，以中脘为中心进行施灸，具有温中散寒、和胃降逆之效。中脘为胃之募穴、八会穴之腑会，于此穴施灸可温运脾胃、降逆和胃。两灸合用可温散患者中焦寒积，气机得利则呃声自止，不仅有效减少呃逆发作频率，胃中隐痛也迎刃而解。

五、腹痛

腹痛是指胃脘以下、耻骨毛际以上部位发生疼痛为主症的病证。腹痛多见于内、妇、外科等疾病，而以消化系统和妇科病更为常见。西医疾病中急慢性肠炎、胃肠痉挛、妇科月经病、肌瘤症等引起的腹痛可参照本章节治疗。

感受外邪、饮食所伤、情志失调及素体阳虚等，均可导致气机阻滞、脉络痹阻或经脉失养而发生腹痛。本病的基本病机为脏腑经脉气机阻滞不通，或脏腑经脉失养。腹中有肝、胆、脾、肾、大小肠、膀胱、胞宫等脏腑，并为足三阴、足少阳、手足阳明、冲、任、带等经脉循行之处，腹痛发病涉及脏腑与经脉较多，病理因素主要有寒凝、火郁、食积、气滞、血瘀。病理性质不外寒、热、虚、实四种。

【辨证要点】

（1）寒邪内阻证：腹痛拘急，遇寒痛甚，得温痛减，口淡不渴，形寒肢冷，小便清长，大便清稀或秘结。舌质淡，苔白腻，脉沉紧。

（2）湿热壅滞证：腹痛拒按，烦渴引饮，大便秘结，或溏滞不爽，潮热汗出，小便短黄。舌质红，苔黄燥或黄腻，脉滑数。

（3）饮食积滞证：脘腹胀满，疼痛拒按，嗳腐吞酸，厌食呕恶，痛而欲泻，泻后痛减，或大便秘结。舌苔厚腻，脉滑。

（4）气滞血瘀证：脘腹胀闷或痛，攻窜，痛引少腹，得嗳气或矢气则腹痛酌减，遇恼怒则加剧。舌紫暗，或有瘀点，脉弦涩。

（5）脾阳不振证：腹痛绵绵，时作时止，喜温喜按，形寒肢冷，神疲

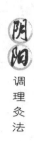

乏力，气短懒言，胃纳不佳，面色无华，大便溏薄。舌质淡，苔薄白，脉沉细。

【阴阳调理灸治疗】

采用培元固本灸治疗，每次灸40分钟。寒邪内阻证配合温中祛湿灸；阳不振证配合温阳益肾灸；饮食积滞证、气滞血瘀证配合健脾理气灸。湿热壅滞证暂不予阴阳调理灸。三伏和三九期间可根据症状选择培元固本灸、温中祛湿灸、温阳益肾灸。

每次施灸间隔5~7天，6次为1个疗程，治疗周期随症状灵活加减。

【注意事项】

（1）平时宜饮食有节，进食易消化、富有营养的饮食。忌暴饮暴食及食生冷、不洁之食物。

（2）阴阳调理灸治疗腹痛效果较好，如属急腹症，在灸法治疗的同时应严密观察病情变化，以免贻误病情。凡适应手术的急腹症，应转外科治疗。

（3）施术前应告知受术者施灸过程，消除受术者对施灸的恐惧感或紧张感；施术中应密切关注受术者状态，防止温度过高或因受术者活动导致灸具脱落发生烧烫伤；施术后宜嘱受术者休息后缓慢坐起，继续休息5~10分钟后方可离开治疗室，避免体位性眩晕。

【验案举例】

吴某，男，41岁，于2020年3月10日就诊。主诉：间断性腹痛10年。现症见腹痛，平素脘腹胀痛感凉，喜按喜温，伴腹泻，清晨4、5点明显，泻后痛略减，神疲乏力、腰膝酸软。患者体形偏瘦，舌淡红苔薄白，脉细弱。其他检查：根据《中医体质分类与判定》测定患者体质为阳虚质（72.15分）、气虚质（58.67分）、气郁质（23分）。中医诊断：腹痛（脾阳不振证）。西医诊断：慢性肠炎。采用培元固本灸与温阳益肾灸交替进行，5天1次，每次灸40分钟，通过6次治疗，患者腹痛腹泻症状减轻，《中医体质分类与判定》测定患者体质阳虚质（54.36分）、气虚质（37.28分）、气郁质（18分）。经过两个月治疗，腹痛症状消失，腰膝酸软、神疲乏力等明显改善，《中医体质分类与判定》测定患者体质阳虚质（33.75分）、气虚质（28.36分）、气郁质（11分）。

按语： 腹痛是指因外感或内伤等原因致使脏腑气机阻滞，气血运行不畅，不通则痛或不荣则痛的病证。腹痛的病位在胃脘以下、耻骨毛际以上，发病涉及脏腑与经脉较多，病理性质概而言之，实为邪气郁滞，不通则痛，虚为脏腑虚寒，气血失养，不荣则痛。治疗以"通"字为基，依据患者临床症状辨证分型，标本兼治，实证者，重在祛邪疏导，虚证者，重在温中补虚，益气养血。患者为壮年男性，证属脾阳不振，久病体虚，中阳不振，虚寒内生，渐致气血生成不足，气血失养，出现腹痛，久病及肾，相火失于温煦，脏腑虚寒，致使腹痛日久不愈。采用温中补虚，缓急止痛之法，阴阳调理灸采用培元固本灸与温阳益肾灸交替进行，以驱散寒邪、平和阴阳，通气血、调脏腑而达治疗之目的。培元固本灸以神阙为中心施隔姜铺灸，达到培元补虚、固本益气的功效，神阙位于任脉，为元神之门户，故有回阳救逆、开窍苏厥之功效，加之神阙位于腹之中部，下焦之枢纽，又邻近胃与大小肠，所以施灸该穴能温中祛寒止痛、补虚培元固本。温阳益肾灸以督脉为基线，命门为中心，以温肾扶阳、壮骨填精。命门位于两肾俞之间，当肾间动气处，为元气之根本，生命之门户，患者久病肾阳不足，失于温煦，施灸命门可温阳补虚，强健腰膝，使相火得充，寒气得除。两灸合用可补益脾肾阳气，气血得运，经脉畅通，腹痛自除。故而诸症得解，腰膝酸软、神疲乏力等亦得到明显改善，随访半年未见复发。

六、泄泻

泄泻是以排便次数增多，便质稀溏或完谷不化，甚至如水样为主症的疾病。泄泻可见于多种疾病，西医学急慢性肠炎、炎症性肠病、肠易激综合征、吸收不良综合征、肠道肿瘤、肠结核等，或其他脏器病变影响消化吸收功能以泄泻为主症的疾病可参照本章节治疗。

古代将大便溏薄而势缓者称为泄，大便清稀如水而势急者称为泻，现临床一般统称泄泻。泄泻病位主要在肠，与脾、胃和肝、肾等脏腑密切相关。泄泻的病因有感受外邪、饮食所伤、情志不调、脾胃虚弱及年老体弱等。主要病机是脾病湿盛，肠道分清泌浊、传导功能失司。

【辨证要点】

（1）寒湿内盛证：泄泻清稀，甚则如水样，纳呆脘闷，腹痛肠鸣，或兼恶寒发热，鼻塞头痛，肢体酸痛。舌苔白或白腻，脉濡缓。

（2）湿热伤中证：泄泻腹痛，泻下急迫，或泻而不爽，粪色黄褐而臭，肛门灼热，烦热口渴，小便短黄。舌质红，苔黄腻，脉滑数或濡数。

（3）食滞肠胃证：腹痛肠鸣，泻下粪便臭如败卵，夹有不消化之物，泻后痛减，脘腹胀满，嗳腐酸臭，不思饮食。舌苔垢浊或厚腻，脉滑。

（4）脾胃虚弱证：大便时溏时泻，反复发作，稍有饮食不慎，则大便次数明显增多，夹见水谷不化，脘腹胀闷不舒，面色少华，神疲倦怠。舌质淡，苔白，脉细弱。

（5）肾阳虚衰证：泄泻多在黎明前后，脐下疼痛，肠鸣即泻，完谷不化，泻后则安，腹部喜暖，常伴形寒肢冷、腰膝酸软、舌淡苔白，脉沉细。

（6）肝气乘脾证：肠鸣腹痛，腹痛即泻，泻后痛缓，每因抑郁恼怒或情绪紧张而诱发，平素多有胸胁胀闷，嗳气食少，矢气频作。舌淡红，脉弦。

【阴阳调理灸治疗】

采用温中祛湿灸，每次灸40分钟。食滞肠胃证、肝气乘脾证配合健脾理气灸；脾胃虚弱证配合培元固本灸；肾阳虚衰证配合温阳益肾灸。湿热伤中证暂不予阴阳调理灸。三伏和三九期间可根据症状选择培元固本灸、温中祛湿灸、温阳益肾灸。

每次施灸间隔5~7天，6次为1个疗程，治疗周期随症状变化灵活加减。

【注意事项】

（1）起居有常，注意调畅情志，保持乐观心态，慎防外邪侵袭。

（2）饮食有节，宜清淡、富营养、易消化食物为主，可食用一些对消化吸收有帮助的食物，避免进食生冷不洁及忌食难消化或清肠润滑食物。

（3）施术前应告知受术者施灸过程，消除受术者对施灸的恐惧感或紧张感；施术中应密切关注受术者状态，防止温度过高或因受术者活动导致灸具脱落发生烧烫伤；施术后宜嘱受术者休息后缓慢坐起，继续休息5~10分钟后方可离开治疗室，避免体位性眩晕。

【验案举例】

马某，男，56岁。2020年10月20日就诊。主诉"间断腹泻7年余"。现病史：自2013年起一次暴饮暴食后出现腹泻，后服西药好转，自此后患者腹泻间断发生，进食生冷后尤为明显，腹泻多在黎明前后，伴有肠鸣、脐下疼痛，完谷不化，泻后痛减，腹部喜暖，平素耳鸣，腰膝酸软。脉沉细，舌质淡，苔白滑腻。根据《中医体质分类与判定》测定患者体质为阳虚质（68.71分）、气虚质（50.39分）、气郁质（20分）。中医诊断：泄泻（肾阳虚衰证）。西医诊断：慢性肠炎。采用温中祛湿灸与温阳益肾灸交替进行，每次灸40分钟，5天1次，经过10次治疗，患者腹泻明显好转，腹部温暖，腰膝酸软也有明显缓解，根据《中医体质分类与判定》测定患者体质为阳虚质（50.24分）、气虚质（43.86分）、气郁质（18分）。经过16次治疗，五更泻极少发作，患者腰膝酸软、耳鸣等均有明显恢复，进食生冷亦无大碍，根据《中医体质分类与判定》测定患者体质为阳虚质（35.46分）、气虚质（30.24分）、气郁质（16分）。治疗20次停止。

按语： 泄泻在历代医籍中对其论述甚详，《内经》始称为"泄"，至宋代之后统称为"泄泻"，其特点是以排便次数增多、粪质稀溏甚如水样为主。《素问·阴阳应象大论》曰："清气在下，则生飧泄。"其病机主要是脾胃受损，湿困脾土，肠道功能失司，病位在于肠，病变主脏在脾，因此脾失健运是关键病机。李中梓在《医宗必读·泄泻》中提出了著名的治泻九法，指出其治疗可从淡渗、升提、清凉、疏利、甘缓、酸收、燥脾、温肾、固涩九个方面入手。治疗原则为运脾化湿，急性者应主以化湿，并根据寒湿、湿热、暑湿的不同，分别采用温化寒湿、清化湿热、清暑祛湿之法；慢性者应主以脾虚为主，首当健运脾气，兼有肾虚者还应当补火暖土。患者为中年男性，间断腹泻7年，泄泻甚久，脾阳虚衰，脾虚生湿，湿滞中焦，水谷不分，形成泄泻，症见"腹泻多在黎明前后，完谷不化，泻后痛减，腹部喜暖"，病久及肾，肾阳受损，命门火衰，症见"腹泻多在黎明前后，平素耳鸣，腰膝酸软"，因此治疗以温肾暖土为法，采用温中祛湿灸与温阳益肾灸交替进行，温中祛湿灸以中脘为中心位进行施灸，具有温中散寒、和胃祛湿之效，中脘为胃之募穴、八会穴之腑会，于此穴施灸可温运脾胃、降逆和胃。

温阳益肾灸作用于督脉，以命门为中心，温肾扶阳、壮骨填精，命门位于两肾俞之间，当肾间动气处，为元气之根本，患者久病肾阳不足，失于温煦，施灸命门可温阳补虚，强健腰膝，使相火得充，脾土得固。两者合用有健运、升举、温固之功，因此治疗泄泻自当有效，患者治疗后泄泻得止，耳

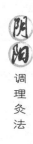
鸣、腰膝酸软也有明显缓解，随访半年无复发。

七、痢疾

痢疾是以腹痛、里急后重、下痢赤白脓血为主症且具有传染性的疾病。本病多发于夏秋季节，相当于西医学的急性细菌性痢疾、中毒性菌痢、阿米巴痢疾。西医学认为本病由痢疾杆菌引起，是以结肠化脓性溃疡性炎症为病理特点的肠道传染病。中医认为痢疾病位在肠，与脾、胃关系密切，基本病机主要为气血壅滞，肠道传化失司。痢疾的发生常与外感时邪疫毒，饮食不节等因素有关。

【辨证要点】

（1）湿热痢：腹部疼痛，里急后重，痢下赤白脓血，黏稠如胶冻，腥臭，肛门灼热，小便短赤。舌苔黄腻，脉滑数。

（2）疫毒痢：起病急骤，痢下鲜紫脓血，腹痛剧烈，后重感特著，壮热口渴，头痛烦躁，恶心呕吐，甚者神昏惊厥。舌质红绛，舌苔黄燥，脉滑数或微欲绝。

（3）寒湿痢：腹痛拘急，痢下赤白黏冻，白多赤少，或为纯白，里急后重，口淡乏味，脘胀腹满，头身困重。舌质淡，舌苔白腻，脉濡缓。

（4）休息痢：下痢时发时止，日久难愈，常因饮食不当、劳累而发，发时大便次数增多，腹部隐痛，里急后重，大便间有赤白黏冻或果酱样，腹胀食少，倦怠乏力。舌质淡，苔腻，脉濡软或虚数。

（5）噤口痢：下痢赤白脓血，恶心呕吐，不能进食。舌苔腻，脉滑。

【阴阳调理灸治疗】

采用温中祛湿灸，每次灸40分钟。寒湿痢配合健脾理气灸，休息痢配合培元固本灸。三伏和三九期间可根据症状选择培元固本灸、温中祛湿灸、温阳益肾灸。湿热痢、疫毒痢、噤口痢暂不予阴阳调理灸。

每次施灸间隔5~7天，6次为1个疗程，治疗周期随症状变化灵活加减。

【注意事项】

（1）对于具有传染性的细菌性痢疾，应采取积极有效的预防措施，以控制痢疾的传播和流行。发病期间，实行床边隔离，以防止传染。注意水源、粪便的管理。

（2）饮食上忌食生冷刺激、肥甘厚味、煎炸熏烤食品，必要时禁食。

（3）注意调畅情志，保持乐观心态。加强锻炼，增强体质。

（4）施术前应告知受术者施灸过程，消除受术者对施灸的恐惧感或紧张感；施术中应密切关注受术者状态，防止温度过高或因受术者活动导致灸具脱落发生烧烫伤；施术后宜嘱受术者休息后缓慢坐起，继续休息5~10分钟后方可离开治疗室，避免体位性眩晕。

【验案举例】

郭某，男，18岁，2021年4月16日初诊。就诊时患者腹痛拘急，腹部胀痛，头身困重，里急后重，排赤白脓血便，白多赤少。体温36.5℃，脉搏每分钟110次，呼吸每分钟80次，血压115/75mmHg。白细胞计数14.2×10^9/L，中性粒细胞百分比0.76。淋巴细胞百分比0.24。大便镜检提示有成堆脓细胞、红细胞和吞噬细胞。大便培养分离出志贺菌属痢疾杆菌，大便隐血（＋）。患者腹痛胀痛，里急后重，大便频频，痢赤白脓血，白多赤少，小便短赤。舌苔白腻，脉濡缓。中医诊断：痢疾（寒湿痢）。西医诊断：细菌性痢疾。在使用抗感染、对症支持治疗的基础上采用阴阳调理灸，温中祛湿灸配合健脾理气灸，每次灸40分钟，每5天1次，患者经4次治疗，腹痛、下痢赤白均有明显改善。

按语：患者为青年男性，证属寒湿痢，外感时疫邪毒，内伤饮食，脾胃受损，肠络损伤，传导失司为痢。故采用温化寒湿，调和气血之法，阴阳调理灸采用温中祛湿灸。温中祛湿灸以中脘为中心进行施灸，具有温中散寒、和胃祛湿之效。中脘为胃之募穴、八会穴之腑会，于此穴施灸可温化寒湿、调和脾胃，因此寒湿得除，脾土得温，气血畅通，痢疾自除。

八、便秘

便秘是指大便秘结不通，排便周期或时间延长或虽有便意但排便困难的疾病。西医学中，便秘作为一种症状可见于多种急、慢性疾病中，如功能性便秘、肠易激综合征、药物性便秘、内分泌及代谢性疾病等。

便秘病位在大肠，与脾、胃、肺、肝、肾等脏腑有关。基本病机是大肠传导不利。发病常与饮食不节、情志失调、年老体弱等因素有关。

【辨证要点】

（1）热秘：大便干结，腹胀腹痛，口干口臭，面红心烦，或有身热，小便短赤。舌红，苔黄燥，脉滑数。

（2）气秘：大便干结，或不甚干结，欲便不得出，或便而不爽，肠鸣矢气，腹中胀痛，嗳气频作，纳食减少，胸胁痞满。舌苔薄腻，脉弦。

（3）冷秘：大便艰涩，腹痛拘急，胀满拒按，胁下偏痛，手足不温，呃逆呕吐。舌苔白腻，脉弦紧。

（4）虚秘：虽有便意，但排出不畅，便质不干硬，神疲气怯，面色无华，头晕心悸。舌淡嫩，苔薄，脉细弱。

【阴阳调理灸治疗】

采用培元固本灸，每次40分钟。气秘配合健脾理气灸，冷秘、虚秘配合温阳益肾灸。热秘暂不予阴阳调理灸。三伏和三九期间可根据症状选择培元固本灸、温阳益肾灸。

每次施灸间隔5~7天，6次为1个疗程，治疗周期随症状变化灵活加减。

【注意事项】

（1）注意饮食的调理，合理膳食，以清淡为主，多吃粗纤维的食物。

（2）保持心情舒畅，加强身体锻炼，特别是腹肌的锻炼，有利于胃肠功能的改善。

（3）养成定时排便习惯。

（4）施术前应告知受术者施灸过程，消除受术者对施灸的恐惧感或紧张感；施术中应密切关注受术者状态，防止温度过高或因受术者活动导致灸具脱落发生烧烫伤；施术后宜嘱受术者休息后缓慢坐起，继续休息5~10分钟后方可离开治疗室，避免体位性眩晕。

【验案举例】

谢某，女，64岁，2020年4月初诊。主诉：大便困难4年。患者平素体虚易感，神疲乏力，腹胀，伴有嗳气，大便困难，3~4天一行。曾服用通便胶囊，严重时番泻叶泡水代茶饮。4年前因冠心病行冠脉支架植入术，更感周身无力，腰膝酸软，饮食减少，大便艰涩。舌淡苔薄，脉细弱。中医诊断：便秘（虚秘）。西医诊断：功能性便秘。采用培元固本灸与温阳益肾灸交替进行，每次灸40分钟，5天1次，配合健康的饮食运动。经过16次治疗，患者排便明显改善，且腹胀、嗳气、神疲乏力、食欲不佳等症状明显好转。3个月后电话随访，症状无反弹。

按语： 患者为中老年女性，证属虚秘。患者脾胃虚弱，脾主四末，脾虚则四肢乏力，脾不升清则气机郁于中焦而致神疲乏力、腹部胀满、纳食减少，病久及肾，肾阴不足则腰膝酸软。治疗采用强脾胃、益气血、补肾阳之法，阴阳调理灸采用培元固本灸与温阳益肾灸交替进行，培元固本灸以神阙为中心施隔姜铺灸，达到培元补虚、固本益气的功效。温阳益肾灸以督脉为基线，以命门为中心，可温肾扶阳、壮骨填精。两灸合用可补脾益肾、润肠通便。脾土得固，分利清浊，气机通畅，大肠传导有节，积便得通。

第三节 泌尿生殖系统疾病

一、不育症

男性不育症是指育龄夫妇同居一年以上，性生活正常且未采取任何避孕措施，由于男方原因使有受孕能力的女方不能受孕的疾病。本病属中医学"无子""无嗣"范畴，大多由男性精少、精弱、死精、无精、精稠、不射精等引起。

中医学认为本病病位在精宫，与肾、肝、脾等脏腑及任脉、督脉、冲脉有关，与肾脏关系最为密切。基本病机是肾精亏损或气滞、血瘀、湿热闭阻精宫。

【辨证要点】

（1）肾精亏损证：性欲减退，精液量少，精子数少、成活率低，精液黏稠不化，伴腰酸腿软，疲乏无力，头晕耳鸣，小便清长。舌质淡，苔薄白，脉细弱。

（2）肝郁气滞证：性欲低下，性交时不能射精，精子稀少、活力下降。精神抑郁，两胁及少腹会阴胀痛，睾丸坠胀，精索曲张或有血精，嗳气泛酸，胸闷不舒。舌质暗，苔白，脉沉弦。

（3）气血两虚证：性欲减退，精少精薄，神疲倦怠，面色无华，心悸失

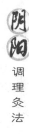

眠，头晕目眩，纳呆便溏。舌质淡，苔薄白，脉细弱。

（4）湿热下注证：下腹会阴部不适，尿道灼热或排尿不爽，精子数少或死精较多，或伴遗精。小便短赤，淋沥不尽，口苦咽干。舌红，苔黄腻，脉滑数。

【阴阳调理灸治疗】

采用温肾固精灸治疗，每次灸40分钟。肾精亏损证配合温阳益肾灸；肝郁气滞证配合健脾理气灸；气血两虚证配合培元固本灸。湿热下注证暂不予阴阳调理灸治疗。三伏和三九期间可根据症状选择培元固本灸、温肾固精灸、温阳益肾灸。

每次施灸间隔5~7天，6次为1个疗程，治疗周期随症状灵活加减。

【注意事项】

（1）采用阴阳调理灸治疗本病期间，应注意调节患者情志，戒烟戒酒，节制房事。接触放射线、有毒物品或高温环境而致不育者，应尽快远离以上环境。

（2）不育症的预后与患者年龄、病史、病因及病程关系较为密切。年龄较轻、病因单一、病程短者疗效较好。年龄偏大、病因复杂、病程长者疗效欠佳。

（3）治疗期间宜节制房事，注意选择同房日期，以利受孕。

（4）提倡进行婚前教育，宣传生殖生理方面的有关知识，科学指导青年男女正确认识两性关系，夫妻和睦，性生活和谐。

（5）施术前应告知受术者施灸过程，消除受术者对施灸的恐惧感或紧张感；施术中应密切关注受术者状态，防止温度过高或因受术者活动导致灸具脱落发生烧烫伤；施术后宜嘱受术者休息后缓慢坐起，继续休息5~10分钟后方可离开治疗室，避免体位性眩晕。

【验案举例】

患者，男，40岁，于2019年4月12日前来就诊。主诉：婚后7年未育。女方经妇科检查未见异常，自觉婚后房事淡漠，神疲乏力，腰膝酸软，畏寒肢冷，眩晕耳鸣。现症见性欲减退，阴茎勃起不坚，甚或不能勃起，精神萎靡，腰膝酸软，畏寒肢冷，纳食一般，小便清长，夜寐可。舌淡，苔薄白，脉沉细。精液pH7.3，液化时间30min，精子密度16.47×10^6/ml，精子活动率31.24%。中医诊断：不育症（肾精亏损证）。西医诊断：弱精症。采用温阳益肾灸配合温肾固精灸，每次灸40分钟，每周1次，交替进行，4次1个疗程。通过2个疗程的治疗，患者腰膝酸软、畏寒肢冷、疲乏不适消失，二便正常，食纳可，夜寐安。舌质淡红，苔薄白，脉细。

按语：中医学认为肾藏精，主生殖。本案患者属肾精亏损，命门火衰，与肾脏、任脉和督脉关系密切。温阳益肾灸施灸部位是腰骶部，包含肾俞、命门、腰阳关及骶部的八髎穴区等。督脉为"阳脉之海"，有调节全身诸阳经经气之功能，其温阳散寒功效明显。肾俞为肾之背俞穴，内聚肾之元阴、元阳之所，可助生育。八髎穴区位于盆腔，是支配盆腔内脏神经血管会聚之处。温肾固精灸施灸部位是小腹部，以关元为中心，包括天枢、神阙、气海等任脉穴。两种灸法能将艾灸、穴位等多重治疗作用于一身，起到疏通经络，改善体内气血运行的作用。这就创造一个良好的生精环境，能提高精子数量、活力，降低精子畸形率，故能显著提高临床疗效，且安全舒适经济实惠，无不良反应。

二、阳痿、早泄

1.阳痿

男性未到性功能衰退年龄，性交时阴茎不能勃起，或虽勃起但勃起不坚，或勃起不能维持，影响正常性生活的病证，又称"阴痿"。西医学中，阳痿多见于男子性功能障碍。

阳痿的发生常与情志不畅、过食肥甘厚味、久病体虚、思虑过度、手淫太过、房事不节、劳累、惊恐、阴部有外伤等因素有关。本病原因复杂，是由多方面因素所造成，包括心理、精神、疾病、血管、神经、内分泌及某些器质性病变等。本病病位在宗筋，与心、肾、肝关系密切，与肝经、肾经、心经、脾经密切相关。基本病机是宗筋失养，弛缓不振。

【辨证要点】

（1）命门火衰证：阳事不举，精薄清冷，头晕耳鸣，面色淡白，精神萎靡，腰膝酸软，畏寒肢冷。舌淡，苔白，脉沉细。

（2）心脾两虚证型：阳事不举，精神不振，面色少华，心悸，失眠健忘，气短纳差，夜寐不安。舌质淡，苔白，脉细弱。

（3）肝郁气滞证：阳事不举，情绪抑郁，或焦躁不安，胸胁胀闷，口苦喜叹息。舌红，苔薄白，脉弦。

（4）惊恐伤肾证：阳事不举，举而不刚，神怯惊悸，焦虑紧张，夜寐不安。舌红，苔薄白，脉弦细。

（5）脾肾两虚证：阴茎痿软，勃起无力，甚至不能勃起，性欲淡漠，神疲乏力，少气懒言，头晕耳鸣，动则汗出，腰膝酸软，纳少腹胀，大便溏薄，小便清长。舌淡胖或有齿痕，苔薄白，脉沉弱。

（6）下焦湿热证：阴茎痿软，阴囊潮湿臊臭，下肢沉重，小便黄赤。舌红，苔黄腻，脉滑数。

【阴阳调理灸治疗】

采用温肾固精灸治疗，每次灸40分钟。命门火衰证、脾肾两虚证配合温阳益肾灸；心脾两虚证配合培元固本灸；肝郁气滞证、惊恐伤肾证配合健脾理气灸。下焦湿热证暂不予阴阳调理灸治疗。三伏和三九期间可根据症状选择培元固本灸、温肾固精灸、温阳益肾灸。

每次施灸间隔5~7天，6次为1个疗程，治疗周期随症状灵活加减。

【注意事项】

（1）采用阴阳调理灸治疗本病期间，要注意调节情志，节制房事，注意饮食搭配，少食肥甘厚味，避免湿热内生。

（2）在阴阳调理灸治疗的同时配合心理治疗，给予精神疏导。在性生活时男方要消除紧张心理，克服悲观情绪，树立信心。

（3）寻找病因，积极防治原发疾病，如糖尿病、动脉硬化等。

（4）施术前应告知受术者施灸过程，消除受术者对施灸的恐惧感或紧张感；施术中应密切关注受术者状态，防止温度过高或因受术者活动导致灸具脱落发生烧烫伤；施术后宜嘱受术者休息后缓慢坐起，继续休息5~10分钟后方可离开治疗室，避免体位性眩晕。

【验案举例】

患者，男，36岁，于2020年9月20日前来就诊。主诉：同房时阴茎勃起困难1年余。现病史：患者2019年5月结婚，婚后同房时阴茎未能完成插入阴道，此后虽偶有勃起，但勃起不坚，并且逐渐加重，至今不能完成正常性生活。现症见不能完成正常性生活，受性刺激后偶可勃起，但勃起不坚，神疲乏力，形体消瘦，面色萎黄，食少纳呆，腹胀便溏，舌淡苔白，脉弦细。辅助检查：根据《中医体质分类与判定》测定患者体质为气虚质（71.88分）、阳虚质（32.14分）、气郁质（25.00分）、痰湿质（25.00分）。性激素检查在正常范围，彩色多普勒示：双侧阴茎动脉供血正常。国际勃起功能问卷5（IIEF-5）评分：10分。中医诊断：阳痿（心脾两虚证）。西医诊断：勃起功能障碍。采用温阳益肾灸配合温肾固精灸，每次灸40分钟，每周1次。通过1个疗程治疗，患者阴茎可以勃起，但是不坚，无明显疲乏感，纳可，二便调，寐安。国际勃起功能问卷5（IIEF-5）评分：15分。通过4个疗程的治疗，患者诉阴茎勃起可以持续15min，性生活正常，精神状态好转，二便正常，食纳可，夜寐安。舌质淡红，苔薄白，脉弦。《中医体质分类与判定》标准判定为倾向平和质（62.50分）、倾向气虚质（32.14分）、倾向阳虚质（25.50分），气郁质（17.86分）。国际勃起功能问卷5（IIEF-5）评分：20分。

按语：阳痿的病因病机复杂，与五脏的功能密切相关，且主要责之于肝肾。肾为先天之本，肾精、肾气充足，气血调和，一身之阳气才可以得到充分的调动。阴阳调理灸有着"温通经脉、调和气血、培元固本、扶正祛邪"等功效，温阳益肾灸的施灸部位在督脉，督脉起自小腹内胞宫，下出会阴，后行于腰背正中至长强，并沿脊柱上行，至项后部风府入脑内，沿头部正中线，上行百会，经前额下行鼻柱至鼻尖素髎，过人中，止于上齿正中的龈交。督脉有调节阳经气血的作用，为阳经之总属，阳气之总纲，被称为"阳脉之海"。温阳益肾灸施术部位覆盖了八髎穴即上髎、次髎、中髎、下髎各一对。八髎穴直接通向脊髓尾骶神经，从位置上亦与人体生殖功能密不可分。八髎穴是足太阳膀胱经穴位，主治下焦疾病，对男性而言，可以治疗男性的泌尿生殖系统疾病，如尿失禁、癃闭、阳痿、早泄、精子生成障碍以及精子质量差导致的不育等。

2.早泄

早泄指阴茎插入阴道不到1分钟，甚至刚触及阴道口便发生射精，不能进行正常性交的疾病。早泄分为原发性早泄和继发性早泄。

【辨证要点】

（1）肾虚不固证：早泄，泄后疲惫，性欲减退，腰膝酸软，小便频数。舌淡，苔薄白，脉沉细。

（2）心脾两虚证：早泄，肢体倦怠，面色少华，心悸气短，失眠多梦。舌淡，苔薄白，脉细无力。

（3）阴虚火旺证：早泄，遗精，阴茎易举，腰膝酸软，五心烦热，潮热盗汗。舌红，少苔，脉细数。

（4）肝经湿热证：早泄，阴部潮湿，少腹胀痛，口苦，小便黄赤。舌红，苔黄腻，脉弦数。

（5）肝郁气滞证：早泄，精神抑郁，焦躁不安，少腹不舒，牵引睾丸，胸闷叹息，少寐多梦。舌边红，苔薄白，脉弦。

【阴阳调理灸治疗】

采用温肾固精灸治疗，每次灸40分钟。肾虚不固证配合温阳益肾灸；心脾两虚证配合培元固本灸；肝郁气滞证配合健脾理气灸。阴虚火旺证、肝经湿热证暂不予阴阳调理灸。三伏和三九期间可根据症状选择培元固本灸、温肾固精灸、温阳益肾灸。

每次施灸间隔5~7天，6次为1个疗程，治疗周期随症状灵活加减。

【注意事项】

（1）采用阴阳调理灸治疗本病期间，应禁止房事，戒烟戒酒。同时配合心理治疗，给予精神疏导。

（2）施术前应告知受术者施灸过程，消除受术者对施灸的恐惧感或紧张感；施术中应密切关注受术者状态，防止温度过高或因受术者活动导致灸具脱落发生烧烫伤；施术后宜嘱受术者休息后缓慢坐起，继续休息5~10分钟后方可离开治疗室，避免体位性眩晕。

（3）注意晕灸的发生，如发生晕灸现象应及时处理。

【验案举例】

患者，男，38岁，于2020年9月20日前来就诊。患者2年前在无明显诱因下出现早泄，性生活不足1分钟即射精，勃起硬度尚可。曾做前列腺液检查提示无异常。射精后疲惫，腰膝酸软，性欲减退，小便频数。舌淡，苔薄白，脉沉细。中医诊断：早泄（肾虚不固证）。西医诊断：勃起功能障碍。采用温肾固精灸配合温阳益肾灸治疗，每次灸40分钟，每周1次，4次治疗为1个疗程。通过4个疗程的治疗，患者诉性生活正常，精神状态好转，无明显腰膝酸软，二便正常，食纳可，夜寐安。舌质淡红，苔薄白，脉弦。

按语： 早泄中医病因多责之于肾、肝、心三脏，多由肾失所藏、肝失疏泄、心神失养引起。《诸病源候论》记载："肾气虚弱，故精溢也，见闻感触，则动肾气，肾藏精，今虚弱不能制于精，故因见闻而精溢出也。"《景岳全书》云："盖精之藏制虽在肾，而精之主宰则在心，故精之蓄泄无非听命于心。"《格至余论·阳有余阴不足论》曰："精之固约在肾，而精之排出由肝所司。"早泄与肝、心（脑）、脾、肾相关，肝失疏泄、心脾两虚、肾失封藏，以及湿热侵袭等导致精室不固。

三、膀胱过度活动症

膀胱过度活动症是以尿急为特征的症候群，常伴有尿频和夜尿，伴或不伴有急迫性尿失禁，同时无尿路感染或其他病理改变。膀胱过度活动症属中医学"淋症""遗溺""小便不禁"等范畴。

膀胱过度活动症的发生常与饮食不当、情志失调、手术、外伤、长期坐卧等因素有关。本病病位在膀胱，与肺、脾、肾、小肠、三焦关系密切。基本病机是膀胱气化不利致小便失常。

【辨证要点】

（1）肾虚不固证：小便频数，尿急，腰膝酸软，畏寒肢冷，精神萎靡，夜尿频多。舌质淡，苔白，脉沉迟。

（2）肺脾气虚证：小便频数量多，小便失禁，面色㿠白，少气懒言，声音低怯，肢体困倦，纳少便溏。舌质淡，苔白，脉细弱。

（3）膀胱湿热证：小便频数，时有小便失禁，小便短赤灼热，口干口苦，烦热口渴，渴不欲饮，大便秘结，或有发热。舌红，苔黄腻，脉滑数。

【阴阳调理灸治疗】

采用温阳益肾灸治疗，每次灸40分钟。肺脾气虚证配合培元固本灸。膀胱湿热型暂不予阴阳调理灸。三伏和三九期间根据症状选择培元固本灸、温阳益肾灸。

每次施灸间隔5~7天，6次为1个疗程，治疗周期随症状灵活加减。

【注意事项】

（1）采用阴阳调理灸治疗本病期间可配合盆底肌肉训练及膀胱训练。

（2）需要保持大便通畅，控制体重，戒烟，注意水及饮料的摄入，限制咖啡、含人工甜味素、碳酸饮料的摄入，合理安排饮水。

（3）施术前应告知受术者施灸过程，消除受术者对施灸的恐惧感或紧张感；施术中应密切关注受术者状态，防止温度过高或因受术者活动导致灸具脱落发生烧烫伤；施术后宜嘱受术者休息后缓慢坐起，继续休息5~10分钟后方可离开治疗室，避免体位性眩晕。

（4）注意晕灸的发生，如发生晕灸现象应及时处理。

【验案举例】

患者，女，41岁，于2020年5月11日前来就诊。主诉：尿急尿频5月。现病史：5月前无明显原因出现尿急尿频，无尿痛，夜尿频多，偶有小便失禁，曾至外院诊治，口服酒石酸托特罗定片后症状改善不佳。现症见尿急尿频，夜尿5~8次，面色㿠白，少气懒言，声音低怯，肢体困倦，纳少便溏，舌质淡，苔白，脉细弱。既往史：2013年8月行剖宫产手术。辅助检查：根据《中医体质分类与判定》测定患者体质为气虚质（78.13分）、阳虚质（42.86分）、气郁质（25.00分）、痰湿质（62.50分）。尿液分析检测未见异常。尿动力学检查示：膀胱初始感觉时容量81ml，强烈尿意时膀胱容量140ml，最大尿流率22ml/s，残余尿量15ml。膀胱过度活动症评分（OABSS）：11分。中医诊断：淋证（肺脾气虚证）。西医诊断：膀胱过度活动症。采用温阳益肾灸配合培元固本灸交替进行。每次灸40分钟，每周1次。通过3个疗程治疗，患者尿急尿频较前好转，夜尿频次明显减少，无明显疲乏感。《中医体质分类与判定》标准判定为倾向平和质（75.00分）、倾向气虚质（31.25分）、倾向阳虚质（25.00分）。尿动力学检查示：膀胱初始感觉时容量125ml，强烈尿意时膀胱容量210ml，最大尿流率25ml/s，残余尿量10ml。膀胱过度活动症评分（OABSS）：3分。

按语： 中医学认为：肾为先天之本，主水，藏真阴而寓元阳，下通于阴，职司二便，与膀胱相表里；膀胱为津液之腑，小便乃津液之余，它的排泄与贮存全赖于肾阳的温养气化。《黄帝内经》曰："年四十而阴气自半也。"人在40岁以后肾气渐衰，肾主水，开窍于二阴，肾气为一身之元阳，肾气不足，膀胱失于温煦而不能正常气化，出现尿频。阴阳调理灸涵盖了经络、腧穴等多因素的综合优势，具有温肾通督、温肾散寒的作用。督脉出于胞中，行于脊里，上通于脑，与肾相络，与六阳经相络，统一身阳气。温阳益肾灸施灸部位在督脉，故能更好地温补肾阳，补益肾气，从而改善患者尿频的临床症状，且操作简便，无毒副作用，患者易于接受治疗，值得推广运用。艾灸燃烧时产生的红外线辐射具有较强的穿透能力使艾叶的药力能够达到经络腧穴，发挥调畅气血、恢复膀胱气化功能的作用。阴阳调理灸将艾灸及生姜的药力及热度透达到深层部位，从而治疗疾病。通过艾灸的温热刺激，增强施灸部位血液循环，从而促进损伤神经和反射弧的修复与重建，改善传导功能并兴奋膀胱括约肌，可改善膀胱收缩功能，同时提高机体抗病能力以预防尿道感染的发生。同时艾炷燃烧产生的远红外及近红外辐射，可为缺失能量的病态细胞提供活化能，纠正病理状态下紊乱的能量信息代谢，调节身体的免疫功能。

四、前列腺增生

前列腺增生，即前列腺肥大。本病是以尿频、尿急、排尿困难、尿潴留为主要临床表现的疾病，常见于老年男性。本病属中医"癃闭"范畴。

前列腺增生的发生多与年老体弱、饮食肥甘厚味、房事不节等因素有关。本病病位在下焦，与肾、膀胱、脾、肺等关系密切。基本病机是肾虚血瘀，本虚标实。

【辨证要点】

（1）湿热下注证：小便频数黄赤，排尿不畅，甚或小便点滴不通，量少灼热，小腹胀满，大便不畅，口苦口黏。舌红，苔黄腻，脉滑数。

（2）肾阳虚衰证：小便点滴不通，面色萎黄，神气怯弱，畏寒肢冷，腰膝酸软。舌淡，苔白，脉细弱。

（3）气滞血瘀证：小便不畅，尿线变细或点滴而下，或尿道涩痛，闭塞不通，或小腹胀满隐痛，偶有血尿。舌质暗，或有瘀点瘀斑，苔白或薄黄，脉弦或涩。

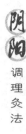

【阴阳调理灸治疗】

采用温阳益肾灸治疗，每次灸40分钟。气滞血瘀证可配合健脾理气灸。湿热下注证暂不予阴阳调理灸。三伏和三九期间根据症状选择培元固本灸、温阳益肾灸。

每次施灸间隔5~7天，6次为1个疗程，治疗周期随症状灵活加减。

【注意事项】

（1）避风寒，预防感染，戒烟禁酒，不吃辛辣刺激性食物，保持平和心态，适当多饮水，不憋尿。

（2）若患者出现膀胱过度充盈、血尿、急性尿路感染、肾积水等应采用综合治疗措施。

（3）施术前应告知受术者施灸过程，消除受术者对施灸的恐惧感或紧张感；施术中应密切关注受术者状态，防止温度过高或因受术者活动导致灸具脱落发生烧烫伤；施术后宜嘱受术者休息后缓慢坐起，继续休息5~10分钟后方可离开治疗室，避免体位性眩晕。

【验案举例】

患者，男，56岁，2020年10月23日前来就诊。主诉：夜尿频伴排尿无力2年。现病史：患者2年前因劳累后出现夜尿频多，每晚3~4次，小便量少，排尿无力，无明显尿急、尿痛等症状，于外院就诊后口服前列康片后症状改善不明显。现症见夜尿频，排出无力，面色㿠白，神怯气弱，腰膝酸软。舌淡，苔薄白，脉沉细。既往有高血压病史10年，口服安内真，每日一次，每次5mg，血压控制在130/80mmHg。辅助检查：根据《中医体质分类与判定》测定患者体质为气虚质（75.00分）、阳虚质（35.71分）、气郁质（21.43分）、痰湿质（21.88分）。泌尿系彩超示：前列腺大小30mm×48mm×25mm，前列腺增生合并多发钙化灶。国际前列腺症状评分（IPSS）：7分。中医诊断：癃闭（肾气不足证）。西医诊断：良性前列腺增生。采用温阳益肾灸，每次灸40分钟，每周1次。通过3个疗程治疗，患者夜尿减少至每夜1次，排尿无力感明显减轻，腰酸肢冷较前好转。《中医体质分类与判定》标准判定为倾向平和质（62.50分）、倾向气虚质（31.25分）、倾向阳虚质（28.57分）、气郁质（17.86分）。国际前列腺症状评分

（IPSS）：2分。

五、尿失禁

尿失禁是指人在清醒状态下小便不能控制而自行流出的一种疾病。尿失禁分为急迫性尿失禁（UUI）、压力性尿失禁（SUI）和混合型尿失禁（MUI）。尿失禁属中医学"小便不禁"范畴。

尿失禁的发生常与禀赋不足、老年肾亏、暴受惊恐、跌打损伤、病后体虚等因素有关。本病病位在膀胱，与肾、脾、肺关系密切。基本病机是下元不固、膀胱失约。

【辨证要点】

（1）肾气不固证：小便不禁，尿液清长，神疲怯寒，腰膝酸软，两足无力。舌淡，苔薄白，脉沉细无力。

（2）脾肺气虚证：尿意频急，时有尿自遗，甚则咳嗽、大笑时出现小便自遗，小腹时有坠胀，面白气短，乏力纳呆。舌淡红，脉虚无力。

（3）湿热下注证：小便频数，排尿灼热，时有尿自遗。溲赤而臭。舌偏红，苔黄腻，脉细滑数。

（4）下焦瘀滞证：小便不禁，小腹胀满隐痛，或可触及肿块。舌暗或有紫斑，苔薄，脉涩。

【阴阳调理灸治疗】

采用温阳益肾灸治疗，每次灸40分钟。脾肺气虚证配合培元固本灸，下焦瘀滞证配合健脾理气灸。湿热下注证暂不予阴阳调理灸。三伏和三九期间根据症状选择培元固本灸、温阳益肾灸。

每次施灸间隔5~7天，6次为1个疗程，治疗周期随症状灵活加减。

【注意事项】

（1）加强患者心理护理，指导患者足量饮水，睡前2~4小时需限制饮水量。嘱患者尽量避免摄入含咖啡因的饮料，多食蔬菜、水果或全麦面包、糙米饭等粗纤维素食，保持大便通畅，控制体重。

（2）指导患者进行膀胱训练、盆底肌训练、耻骨肌锻炼、导引功法等，制定个人训练计划，从旁监督协助，帮助患者完成日常训练，缓解尿失禁症状，提高生活质量。

（3）指导患者做好个人卫生，每日更换内衣裤，内衣裤材质应为棉质、宽松，保持外阴皮肤清洁干燥，嘱咐患者必要时使用护垫等卫生用品。

（4）指导患者积极治疗各种引起或加重尿失禁症状的相关疾病，如糖尿病、支气管炎、便秘、肥胖、哮喘、肺气肿等。

（5）施术前应告知受术者施灸过程，消除受术者对施灸的恐惧感或紧张感；施术中应密切关注受术者状态，防止温度过高或因受术者活动导致灸具脱落发生烧烫伤；施术后宜嘱受术者休息后缓慢坐起，继续休息5~10分钟后方可离开治疗室，避免体位性眩晕。

【验案举例】

患者，女，43岁，2020年11月17日前来就诊。主诉：漏尿十余年。现病史：患者十余年前产后出现咳嗽、打喷嚏、大笑时尿液不自主外漏，尿频、尿急，纳寐可，大便正常。现症见咳嗽、打喷嚏、大笑时漏尿，一周漏尿2~3次，少量漏尿，尿意频急，小腹时有坠胀，面白气短，乏力纳呆。舌淡红，脉虚无力。孕产史：孕2产1，末次生育年龄30岁。月经史：14岁初潮，月经周期28~30天，经期5~7天，末次月经2020年10月24日，经量多、质稀、色淡红。辅助检查：根据《中医体质分类与判定》测定患者体质为气虚质（71.88分）、阳虚质（32.14分）、气郁质（28.57分）、痰湿质（25.00分）。尿常规、肾功能未见明显异常。国际尿失禁咨询委员会尿失禁问卷简表（ICI-Q-SF）：8分。中医诊断：小便不禁（脾肺气虚证）。西医诊断：尿失禁。采用温阳益肾灸配合培元固本灸，每次灸40分钟，每周1次。通过3个疗程的治疗，患者夜尿减少至每夜1次，排尿无力感明显减轻，腰酸肢冷较前好转。《中医体质分类与判定》标准判定为倾向平和质（68.75分）、倾向气虚质（31.25分）、倾向阳虚质（21.43分）、气郁质（7.14分）。国际尿失禁咨询委员会尿失禁问卷简表（ICI-Q-SF）：3分。

按语： 尿失禁归属于中医学"小便不禁"范畴，其主要临床症状为小便频数短涩、淋漓不尽等。《素问·脉要精微论》中提到"水泉不止者，是膀胱不藏也。"表明尿失禁的病位在膀胱，基本病机为肾气不固、膀胱失司。《难经·二十八难》曰："督脉者，起于下极之俞，并于脊里，上至风府，入属于脑。"中医学认为督脉借助其经脉的分支与肾、膀胱交会，肾为先天之本，内寓命门之火，督脉为阳脉之海，上达清阳之窍，下及元气之根，具有统领固摄全身阳气、调节全身气血之功。《素问·骨空论》曰："督脉者……贯脊属腰。"《灵枢·经脉》曰："膀胱足太阳之脉……挟脊抵腰中。"故督脉受损，可累及肾，肾与膀胱相表里，故又可影响膀胱功能。阴阳调理灸施灸部位涵盖督脉、任脉、膀胱经第一侧线，具有施灸范围广、火力猛等特点，综合经络、腧穴、艾灸、光热辐射、交感振动作用等多种途径的效用，在短时间内集中作用于穴位深部并传递到病变部位，实现疗效最大化，起到补气益肾、温阳散寒、调和阴阳、调节膀胱气化功能，增加膀胱最大容量，并使膀胱充盈时的感觉得到改善，降低膀胱最大收缩压，最终达到减少膀胱内残余尿量、降低每日排尿次数，控制尿失禁的目的。

六、盆腔器官脱垂

盆腔器官脱垂是指由于盆底支撑结构的削弱，导致盆腔器官（子宫、膀胱和直肠）的一个或多个部分从正常解剖位置下降到阴道的一类疾病。盆腔器官脱垂是中老年女性中较普遍的良性疾病。许多患者会出现阴道膨出、尿失禁或排尿功能障碍、排便功能障碍和性生活障碍等临床症状，严重影响生活质量。盆腔器官脱垂属于中医"阴挺""阴菌""阴脱"的范畴。

盆腔器官脱垂的发生常与产伤未复、房劳多产、禀赋虚弱、年老多病等因素有关。本病病位在胞宫，与任、督、冲、带脉及脾、肾关系密切。基本病机为气虚下陷，无论是中气不足或肾气亏虚，都可致冲任不固，带脉失约，无力系胞而成。

【辨证要点】

（1）中气不足证：盆腔器官脱垂，劳则加重，平卧减轻，神疲乏力，面色无华。舌淡，苔白，脉弱。

（2）肾虚失固证：盆腔器官脱垂，头晕耳鸣，腰膝酸软，小便频数。舌淡，苔薄白，脉沉细。

【阴阳调理灸治疗】

采用温阳益肾灸治疗，每次灸40分钟。中气不足证配合培元固本灸。三伏和三九期间根据症状选择培元固本灸、温阳益肾灸。

每次施灸间隔5~7天，6次为1个疗程，治疗周期随症状灵活加减。

【注意事项】

（1）治疗期间，应嘱患者注意休息，不宜久蹲及负重，禁房事。

（2）指导患者做凯格尔训练，积极治疗引起腹压增高的疾病，如便秘、咳嗽等。

（3）施术前应告知受术者施灸过程，消除受术者对施灸的恐惧感或紧张感；施术中应密切关注受术者状态，防止温度过高或因受术者活动导致灸具脱落发生烧烫伤；施术后宜嘱受术者休息后缓慢坐起，继续休息5~10分钟后方可离开治疗室，避免体位性眩晕。

【验案举例】

患者，女，30岁，2021年5月23日前来就诊。主诉：产后自觉阴中有物突出6周。现病史：患者产后6周自觉阴中有物突出，外阴、阴道坠胀不适。现症见子宫下垂，劳累后加重，平卧减轻，神疲乏力，面色无华。舌淡胖，苔白，脉细。孕产史：孕2产1。月经史：13岁初潮，月经周期24~28天，经期4~5天，末次月经2020年6月22日，经量多、质稀、色淡红。根据《中医体质分类与判定》测定患者体质为气虚质（65.63分）、阳虚质（35.71分）、气郁质（21.43分）、痰湿质（25.00分）。盆腔器官脱垂POP-Q分度Ⅱ度，盆底功能障碍影响问卷简表（PFIQ-7）：42分。中医诊断：阴挺（中气不足证）。西医诊断：子宫脱垂。采用温阳益肾灸配合培元固本灸，每次灸40分钟，每周1次。通过4个疗程治疗，患者无子宫脱垂，外阴、阴道坠胀不适感消失。舌淡，苔白，脉细。《中医体质分类与判定》标准判定为倾向平和质（75.00分）、倾向气虚质（31.25分）、倾向阳虚质（28.57分），气郁质（21.43分）。POP-Q分度Ⅰ度，盆底功能障碍影响问卷简表（PFIQ-7）：20分。

按语： 中医学认为盆腔器官脱垂属"阴挺""阴脱"等范畴，巢元方于《诸病源候论·妇人杂病诸候》中已认识到其发生和分娩密切相关，专立《产后阴下脱候》曰："产而阴脱者，由宿有虚冷，因产用力过度，其气下冲，则阴下脱也。"可见，本病多因产妇素体亏虚，或产后过劳，劳倦伤脾，气虚下陷，收摄无权；或因分娩时处理不当，损伤胞络，胞络失系；或产育过多，房室所伤，肾气亏虚，冲任不固，带脉失约，无力提系胞宫。盆腔器官脱垂的治疗应根据《内经》"陷者举之""虚者补之""脱者固之"的原则。阴阳调理灸之培元固本灸扶正益气。阴阳调理灸之温阳益肾灸施灸部位为次髎、会阳，此两穴为足太阳膀胱经腧穴，有温肾助阳、益气升提、补肾固脱之效，以助阴挺回位。阴阳调理灸灸量大、灸感强，直达深部，其温经散寒、调理冲任、益气固胞之功效更加突出；其温热之性渗透组织深层，可加快盆腹腔血液循环，改善盆腹腔组织营养，胞宫、胞脉、盆底筋脉得以濡润，脏器功能及肌肉弹性恢复，提系有力，使阴挺下脱得以归位。

七、尿潴留

尿潴留是指膀胱内充满尿液而不能排出，常常由排尿困难发展到一定程度引起。尿潴留分为急性与慢性两种。急性尿潴留常由于膀胱颈以下严重梗阻，突然不能排尿，尿液潴留于膀胱内。慢性尿潴留是由于膀胱出口以下不完全性梗阻或神经源性膀胱所致。尿潴留属于中医"癃闭"范畴。"癃"是指小便不利，点滴而短少，病势较缓；"闭"是指小便闭塞，点滴不通，病势较急。

尿潴留的发生常与情志不畅、外伤劳损、饮食不节、久病体弱、感受外邪等有关。本病病位在膀胱，与肾、三焦、肺、脾关系密切。基本病机为膀胱气化功能失常。

【辨证要点】

（1）肾气亏虚证：排尿困难，小便不通或点滴不爽，排出无力，伴腰膝酸软，精神不振。舌淡，苔薄，脉沉细。

（2）脾气虚弱证：排尿困难，小腹坠胀，时欲小便而不得出，或量少不畅，气短懒言，语声低微，食欲不振。舌淡，苔白，脉细弱。

（3）膀胱湿热证：排尿困难，小便点滴不通，或量少短赤灼热，小腹胀满，口苦口黏，或口渴不欲饮。舌红，苔黄腻，脉数。

（4）肝郁气滞证：排尿困难，小便不通，或通而不畅，胁腹胀满，心烦善怒。舌红，苔薄黄，脉弦。

（5）浊瘀阻塞证：排尿困难，小便不通，或通而不畅，甚或小便阻塞不通，小腹胀满疼痛。舌紫暗或有瘀点，脉涩。

（6）肺热壅塞证：排尿困难，小便不畅或点滴不通，咽干，烦渴欲饮，呼吸急促，或有咳嗽。舌红，苔薄黄，脉数。

【阴阳调理灸治疗】

采用温阳益肾灸治疗，每次灸40分钟。肾气亏虚证、脾气虚弱证配培元固本灸；肝气郁滞证、浊瘀阻塞证配健脾理气灸。膀胱湿热证、肺热壅塞证暂不予阴阳调理灸。三伏和三九期间根据症状选择培元固本灸、温阳益肾灸。

每次施灸间隔5~7天，6次为1个疗程，治疗周期随症状灵活加减。

【注意事项】

（1）若膀胱充盈过度，经阴阳调理灸治疗后不能排尿者应及时予以导尿。

（2）治疗期间，应消除尿潴留患者的紧张情绪，反复做腹肌收缩、松弛的交替锻炼。

（3）施术前应告知受术者施灸过程，消除受术者对施灸的恐惧感或紧张感；施术中应密切关注受术者状态，防止温度过高或因受术者活动导致灸具脱落发生烧烫伤；施术后宜嘱受术者休息后缓慢坐起，继续休息5~10分钟后方可离开治疗室，避免体位性眩晕。

【验案举例】

患者，男，65岁，2020年7月18日前来就诊。主诉：排尿困难半年。患者半年前无明显原因出现排尿困难，小便点滴不爽，就诊于当地医院，诊断为"神经源性膀胱、尿潴留"，拒绝行膀胱造瘘术。现症见排尿困难，尿频，常有尿不尽感，偶有尿失禁，小腹坠胀，腰膝酸冷无力，纳欠佳，寐欠安。舌淡，苔薄白，脉沉细。辅助检查：根据《中医体质分类与判定》测定患者体质为气虚质（75.00分）、阳虚质（39.29分）、气郁质（46.43分）、痰湿质（12.50分）。泌尿系彩超：膀胱充盈，残余尿量约158ml。中医诊断：癃闭（肾气亏虚证）。西医诊断：尿潴留。采用温阳益肾灸配合培元固本灸，每次灸40分钟，每周1次。通过3个疗程治疗，患者排尿较前顺畅，无明显尿频，尿不尽感次数较前减少，腰膝酸软怕冷缓解。舌淡，苔白，脉弦。《中医体质分类与判定》标准判定为倾向平和质（62.50分）、倾向气虚质（32.14分）、倾向阳虚质（25.50分），气郁质（17.86分）。泌尿系彩超：膀胱残余尿量约30ml。

按语：前列腺增生属于中医"癃闭"范畴，中医学则认为本病病位在膀胱，属水液代谢异常。膀胱气化失司、三焦水液停聚，则上焦肺气无以通调水道，中焦脾气升清降浊失衡，下焦肾气气化推动无力，故发癃闭，故本病还与肺、脾、肾、三焦密切相关。阴阳调理灸能温补阳气，温通气血，激发经气，从而促进神经功能恢复。培元固本灸施灸部位涵盖神阙、关元、气海等任脉腧穴。任脉起于胞中，循行于身体前正中线，经过膀胱的体表投影，与膀胱尿道紧密相连，且位于下腹部，分布在膀胱区，能直接发挥近治作用。神阙为经络之总枢，能司管人体诸经百脉，有输布全身气血的功能；关元有培肾固本、导赤通淋之功，能促使膀胱气化功能的正常发挥，促进尿液排出；气海为先天元气汇聚处，有培补元气、调补冲任、益气固摄的功效。通过艾灸、姜的热效经穴位的传输，产生综合效应，使潴留之水得以宣化，对尿潴留患者可起到温阳益气、通关利尿之功，有利于膀胱排空及膀胱功能平衡状态的建立，促使膀胱正常生理功能的恢复。督脉属奇经八脉，为"阳脉之海"，总督一身阳气，对全身的气血输布十分重要。督脉贯脊属肾络膀胱，肾为先天之本，主水，能调节全身水液代谢，肾与膀胱相表里，膀胱为州都之官，是储尿和排尿的器官。温阳益肾灸施术部位涵盖八髎穴为膀胱经腧穴，八髎穴可聚膀胱之经气，有通经络、理下焦、助气化之功效。

第四节　骨关节疼痛性疾病

一、颈椎病

颈椎病是颈椎椎间盘退行性改变及其继发的相邻结构病理改变累及周围组织结构（如神经、血管等），并出现与影像学改变相应的临床表现的一组症候群。根据不同组织结构受累而出现的不同临床表现，可将颈椎病分为颈型、神经根型、椎动脉型、脊髓型、交感型。我国颈椎病患病率为3.8%~17.6%，呈逐年升高和年轻化趋势。60岁以上的无症状人群中86%有颈椎退行性改变。

颈椎病属中医"项痹"范畴。其发生常与伏案久坐、跌扑损伤、外邪侵袭、年迈体弱、肝肾不足有关。本病病位在颈部筋骨，与督脉、手足太阳、少阳经脉密切相关。基本病机是筋骨受损，经络气血阻滞不通。

【辨证要点】

（1）风寒湿痹证：颈、肩、上肢串痛麻木，以痛为主，头有沉重感，颈部僵硬，活动不利，恶寒畏风。舌淡红，苔薄白，脉弦紧。

（2）气滞血瘀证：颈肩部、上肢刺痛，痛处固定，伴有肢体麻木。舌质暗，脉弦。

（3）痰湿阻络证：头晕目眩，头重如裹，四肢麻木不仁，纳呆。舌暗红，苔厚腻，脉弦滑。

（4）肝肾不足证：眩晕头痛，耳鸣耳聋，失眠多梦，肢体麻木，面红目赤。舌红少津，脉弦细。

（5）气血亏虚证：头晕目眩，面色苍白，心悸气短，四肢麻木，倦怠乏力。舌淡苔少，脉细弱。

【阴阳调理灸治疗】

采用温阳益肾灸治疗，每次灸40分钟。风寒湿痹证配合补肺益气灸；痰湿阻络证配合温中祛湿灸；气血亏虚证配合培元固本灸。三伏和三九期间根据症状可选择培元固本灸、温阳益肾灸。

每次施灸期间间隔5~7天，6次为1个疗程，治疗周期随症状灵活加减。

【注意事项】

（1）采用阴阳调理灸治疗本病，首先应明确其诊断，排除寰枢关节半脱位等所引起颈部疼痛症状，可配合针刺、电针、温和灸等治疗。

（2）治疗期间及治疗后嘱患者进行颈部肌肉功能锻炼。长期伏案或低头工作者，要注意颈部保健，放松颈部肌肉；落枕会加重颈椎病病情，故平时应注意正确睡眠姿势，枕头高低要适中，枕于颈项部，并注意颈部保暖，避免风寒之邪侵袭。

（3）施术前应告知受术者施灸过程，消除受术者对施灸的恐惧感或紧张感；施术中应密切关注受术者状态，防止温度过高或因受术者活动导致灸具脱落发生烧烫伤；施术后宜嘱受术者休息后缓慢坐起，继续休息5~10分钟后方可离开治疗室，避免体位性眩晕。

【验案举例】

患者，女，56岁，2021年1月8日就诊。患者自述2月前由于颈部受凉出现颈部胀痛不适，伴有胃脘部胀满。曾于外院消化科就诊，症状未有明显缓解。为求进一步诊治，遂来门诊就诊。现症见颈部胀痛，伴胃脘部胀满，纳食可，二便可，眠可。舌淡苔薄白，脉弦。第3~7颈椎棘突压痛阳性，椎旁肌肉紧张，双侧斜方肌按压痛，臂丛神经牵拉试验阴性，叩顶试验阴性。颈椎X线片示颈椎生理曲度变直。胃镜检查示慢性浅表性胃炎。中医诊断：项痹（风寒湿证）。西医诊断：颈椎病，慢性浅表性胃炎。采用温阳益肾灸和补肺益气灸交替进行。每次灸40分钟，5天治疗1次。阴阳调理灸治疗期间配合颈部针刺治疗（取穴：大椎、风池、风府、颈部夹脊穴等），每周2次，4次治疗为1个疗程。治疗2个疗程后，患者颈部胀痛较前好转，胃脘部自觉气流转动感。治疗4个疗程后，患者颈部胀痛消失，胃脘无不适。

按语：颈椎病属中医学"痹证"范畴，是中老年人的常见病和多发病。人到中年以后，随着年龄的增长，肝肾之气逐渐衰退，精血亏虚，筋骨失去濡养，骨质日渐疏松。在《素问·骨空论》也曾提出："风者，百病之始也。"风为阳邪，易袭阳位，常兼挟寒邪侵袭虚人之体，留阻于颈项经脉，颈项气血瘀滞，筋骨失养而致诸症作。患者在日常生活中，颈椎部活动频繁，反复劳损，风寒湿邪乘虚而入，可引起颈部及周围的肌肉韧带发僵变硬、肥厚钙化、颈椎间盘萎缩退化等病变，进而形成颈椎骨质增生、椎间盘突出而刺激或压迫颈脊神经根、椎动脉和脊髓，在临床上出现各种不同症状。中医治疗颈椎病以温阳补肾为主，祛风胜湿、活血通络为辅。本案患者因外感寒凉之邪，导致颈部肌肉气血凝滞及脾胃运化功能失调，出现颈部胀痛伴胃脘部胀满不适，故选择温阳益肾灸与补肺益气灸交替使用，可补益阳气，疏调经筋，散寒除湿，缓解颈部疼痛。

二、肩关节周围炎

肩关节周围炎属中医"漏肩风"范畴，以肩部疼痛，痛处固定，活动受限为主症的疾病。本病多发于50岁左右的成人，故俗称"五十肩"。本病后期常出现肩关节的黏连，活动明显受限，又称"肩凝症""冻结肩"等。

漏肩风的发生常与体虚、劳损及风寒侵袭肩部等因素有关。本病病位在肩部筋肉，与手三阳、手太阴经密切相关。基本病机是肩部经络不通或筋肉失于气血温煦和濡养。无论是感受风寒，气血痹阻或劳作过度，外伤损及筋脉，还是年老气血不足，筋骨失养，皆可导致本病。本病早期以疼痛为主，后期以功能障碍为主。

【辨证要点】

（1）风寒湿痹证：肩部窜痛，遇风寒痛增，得温痛缓，畏风恶寒，或肩部有沉重感。舌淡，舌苔薄白或腻，脉弦滑或弦紧。

（2）血瘀气滞证：肩部肿胀，疼痛拒按，以夜间为甚。舌暗或有瘀斑，舌苔白或薄黄，脉弦或细涩。

（3）气血亏虚证：肩部酸痛，劳累后疼痛加重，伴头晕目眩，气短懒言，心悸失眠，四肢乏力。舌淡，少苔或舌苔白，脉细弱或沉。

【阴阳调理灸治疗】

采用温阳益肾灸治疗，每次灸40分钟。风寒湿痹证配合补肺益气灸，气血亏虚证配合培元固本灸。

三伏和三九期间根据症状可选择培元固本灸、温阳益肾灸。

每次施灸间隔5~7天，6次为1个疗程，治疗周期随症状灵活加减。

【注意事项】

（1）治疗期间嘱患者进行肩关节功能锻炼，避风寒，注意保暖，可配合针刺、电针、局部温和灸等治疗。

（2）若经较长时间治疗无明显缓解时应排除肩关节结核、肿瘤等疾患。

（3）本病治疗期间根据患者情况可配合肩关节功能锻炼，例如爬墙、拉绳等动作，并注意肩部保暖。

（4）施术前应告知受术者施灸过程，消除受术者对施灸的恐惧感或紧张感；施术中应密切关注受术者状态，防止温度过高或因受术者活动导致灸具脱落发生烧烫伤；施术后宜嘱受术者休息后缓慢坐起，继续休息5~10分钟后方可离开治疗室，避免体位性眩晕。

【验案举例】

患者，女，47岁，2020年11月就诊。患者10月前无明显诱因出现左肩关节周围疼痛不适，以胀痛为主，上举、后伸等动作受限，无法梳头、穿衣，受寒则痛剧。未予特殊治疗，今为求诊治，遂来门诊就诊。现症见左肩关节疼痛，上举、后伸受限，畏寒，纳食可。舌淡苔白，脉弦细。患者左肩峰内压痛阳性，肩关节内收15°、后伸15°、外展60°。中医诊断：漏肩风（风寒湿痹证）。西医诊断：肩周炎。采用温阳益肾灸和补肺益气灸交替进行，每次灸40分钟，每5天1次，4次治疗为1个疗程。治疗期间，每周2次电针治疗（取穴：肩髃、肩髎、臂臑等）。治疗2个疗程后，患者左肩疼痛明显好转，肩关节内收25°、后伸30°、外展70°。治疗3个疗程后，患者左肩疼痛基本消失，肩关节内收30°、后伸35°、外展85°，畏寒较前明显好转。

按语： 中医认为，人过中年阳气虚弱，正气渐损，肝肾不足，气血虚弱，营卫失调，以致筋脉肌肉失去濡养，遇有风湿寒邪外侵，易使气血凝滞，阳气不布，脉络不通，故发本病。如《中藏经·五痹》曰："肾气内消……精气日衰，则邪气妄入。"《太平圣惠方》曰："夫劳倦之人，表里多虚，血气衰弱，腠理疏泄，风邪易侵……随其所感，而众痹生焉。"另外邪气外侵也是导致该病的形成原因。居住潮湿，中风冒雨，睡卧露肩等均可致外邪内侵，寒湿留滞于筋脉，血受寒则凝，脉络拘急则痛。寒湿之邪浸淫于筋肉关节，以致关节屈伸不利。本案患者左肩关节活动受限，畏寒，受寒则疼痛剧烈，予以温阳益肾灸和补肺益气灸，可散寒除湿，温阳止痛。中医学认为，人体气血的循环，脏腑、经络的生理活动，都是以阳气为根本，阳气是生命的动力。人体阳气充足旺盛，人即安和。

三、腰椎间盘突出

腰椎间盘突出是指腰椎间盘发生退行性病变后，纤维环部分或全部破裂，髓核单独或者连同纤维环、软骨终板向外突出，刺激或压迫窦椎神经和神经根引起的以腰腿痛为主要症状的一种综合征。腰椎间盘突出发病率为2%~3%，95%的腰椎间盘突出患者发生于L4/L5、L5/S1。本病好发于成年人，35岁以上的男性发病率约4.8%，女性约2.5%。

腰椎间盘突出属中医"腰痛"范畴，常与感受外邪、跌扑损伤和劳欲过度等因素有关。本病与肾脏、足太阳膀胱经、督脉等关系密切。基本病机是腰部经络不通，气血痹阻，或肾精亏虚，腰部失于濡养、温煦。

【辨证要点】

（1）血瘀气滞证：近期腰部有外伤史，腰腿痛剧烈，痛有定处，刺痛，腰部僵硬，俯仰活动艰难，痛处拒按。舌质暗紫，或有瘀斑，舌苔薄白或薄黄，脉沉涩或脉弦。

（2）寒湿痹阻证：腰腿部冷痛重着，转侧不利，痛有定处，虽静卧亦不减或反而加重，日轻夜重，遇寒痛增，得热则减。舌质胖淡，苔白腻，脉弦紧、弦缓或沉紧。

（3）湿热痹阻证：腰腿痛，痛处伴有热感，或见肢节红肿，口渴不欲饮。舌苔黄腻，脉濡数或滑数。

（4）肝肾亏虚证：腰腿痛缠绵日久，反复发作，乏力、不耐劳，劳则加重，卧则减轻。舌淡胖，少津，脉沉细。

（5）气虚血瘀证：腰部外伤日久或平素劳累，腰背疼痛无力，不能久立久行，下肢疼痛麻木，乏力。舌淡暗，脉弦细弱。

【阴阳调理灸治疗】

采用温阳益肾灸治疗，每次灸40分钟。肝肾亏虚证可配合培元固本灸。湿热痹阻证暂不予阴阳调理灸。三伏和三九期间根据症状可选择用温阳益肾灸或培元固本灸。

每次施灸间隔5~7天，施灸部位交替进行，治疗周期随症状灵活加减。

【注意事项】

（1）采用阴阳调理灸治疗本病，可配合针刺、电针治疗，结合腰背肌功能锻炼，不仅可以缩短病程，还能调节偏颇体质。

（2）减轻腰部负荷，避免过度劳累，尽量不要弯腰提重物，如捡拾地上的物品宜双腿下蹲腰部挺直，动作要缓。

（3）加强腰背肌功能锻炼，要注意持之以恒。

（4）建立良好的生活方式，生活有规律，多卧床休息，注意保暖。

（5）施术前应告知受术者施灸过程，消除受术者对施灸的恐惧感或紧张感；施术中应密切关注受术者状态，防止温度过高或因受术者活动导致灸具脱落发生烧烫伤；施术后宜嘱受术者休息后缓慢坐起，继续休息5~10分钟后方可离开治疗室，避免体位性眩晕。

【验案举例】

患者，女，42岁，2021年1月10日就诊。患者2年前无明显诱因出现左侧腰及大腿后侧放射性疼痛，弯腰、翻身受限，劳累后、咳嗽时疼痛加重，卧床休息可稍缓解，未予治疗。近2个月症状加重，为求诊治，遂来门诊就诊。现症见左侧腰及大腿后侧放射性疼痛，弯腰、翻身受限，四肢不温，怕冷，纳差，眠可，二便可。舌胖苔薄白，脉沉细。腰椎生理曲度变直，腰肌紧张，L2-L5棘突旁及两旁肌肉压痛阳性，左侧直腿抬高试验阳性，直腿抬高加强试验阳性，双"4"字试验阴性，双侧股神经牵拉试验阴性。腰椎CT显示L4/L5、L5/S1椎间盘向周围膨出并向后突出。中医诊断：腰痹（肝肾亏虚证）。西医诊断：腰椎间盘突出。采用温阳益肾灸配合培元固本灸，每次灸40分钟，每5天1次，4次治疗为1个疗程。治疗期间，每周2次电针治疗（取穴：大肠俞、肾俞、命门等）。治疗2个疗程后，患者的腰及左下肢疼痛及畏寒症状明显改善。

按语： 中医认为气血、经络和脏腑功能的失调和腰椎间盘突出的发生有紧密的关系。引发本病的原因，一是外伤，二是劳损，三是肾气不足、精气衰微、筋脉失养，四为风、寒、湿、热之邪流注经络。本病可由外伤引起，咳嗽加重，表现为腰痛合并下肢放射痛，以腰痛向臀部及下肢放射，腹压增加（如咳嗽、喷嚏）时疼痛加重。选择温阳益肾灸，重在灸补督脉、膀胱经经穴。补肾壮骨填精，温通经脉，散寒祛湿止痛，配合培元固本灸可扶正，改善患者畏寒等症状。

四、坐骨神经痛

坐骨神经痛是以坐骨神经通路及其分布区疼痛为主的疾病。前者发病多与寒冷和潮湿有关；后者多由腰椎间盘突出症、骶髂关节炎、盆腔疾病、肿瘤、椎管狭窄等病引起。本病的发病率可高达40%，多见于中青年人，以20~50岁为主，男性多于女性。

坐骨神经痛属中医"痹证""腰腿痛"等范畴，其发生常与感受外邪、跌扑闪挫有关。本病病位主要在足太阳、足少阳。基本病机是经络不通，气血瘀滞。

【辨证要点】

（1）寒湿痹阻证：腰骶冷痛，遇阴冷天气加重，畏寒肢冷。舌淡，苔白，脉沉细。

（2）湿热浸淫证：腰腿酸痛或酸麻胀痛，口苦潮热，心烦，纳呆，小便短黄。舌质红，苔黄腻，脉弦数或濡数。

（3）瘀血阻络证：腰腿刺痛或如刀割，部位固定，夜间痛甚。舌紫暗或有瘀斑，脉弦细。

（4）肝肾不足证：腰腿痛，腿软无力，行走困难，头晕耳鸣，神疲乏力，面色少华。舌质淡，苔白，脉沉细。

【阴阳调理灸治疗】

采用温阳益肾灸治疗，每次灸40分钟。肝肾不足证配合培元固本灸。湿热浸淫证暂不予阴阳调理灸。三伏和三九期间根据症状选择温阳益肾灸或培元固本灸。

每次施灸间隔5~7天，6次为1个疗程，治疗周期随症状灵活加减。

【注意事项】

（1）采用阴阳调理灸治疗本病，可配合腰背肌功能锻炼、针灸治疗，不仅可以缓解腰腿疼痛的症状，还能调节体质、缓解全身症状。

（2）急性期应卧床休息，椎间盘突出者须卧硬板床，腰部束阔腰带。

（3）如因肿瘤、结核等引起者，应治疗其原发病，腰椎间盘突出引起的可配合牵引或推拿治疗。

（4）施术前应告知受术者施灸过程，消除受术者对施灸的恐惧感或紧张感；施术中应密切关注受术者状态，防止温度过高或因受术者活动导致灸具脱落发生烧烫伤；施术后宜嘱受术者休息后缓慢坐起，继续休息5~10分钟后方可离开治疗室，避免体位性眩晕。

【验案举例】

患者，男，40岁，2020年12月10日就诊。主诉：左侧腰、臀及大腿后侧疼痛1年余。患者1年前由于久坐出现左侧腰部胀痛，未予重视。后出现左侧臀部及大腿后侧放射性疼痛，弯腰时疼痛加剧，伴腰酸腿软、神疲乏力，无下肢麻木，卧床休息无法缓解。现症见左侧腰、臀及大腿后侧放射痛，伴腰酸腿软、神疲乏力，纳食可，眠可，二便可，舌淡苔白，脉沉。既往史：无。查体：腰椎生理曲度变浅，腰肌紧张，L3横突、L3/S1棘突压痛阳性，左侧直腿抬高试验阳性，"4"字试验阴性，坐骨神经通路走行区域压痛阳性。辅助检查：腰椎核磁：L4/5椎间盘突出。中医诊断：腰痹（肝肾不足证）。西医诊断：腰椎间盘突出伴坐骨神经痛。采用阴阳调理灸、电针、功能锻炼宣教。阴阳调理灸采用温阳益肾灸、培元固本灸交替进行，每次灸40分钟，每周1次。治疗1个疗程后，患者腰痛减轻。治疗2个疗程后，患者左侧腰、臀及大腿后侧放射痛明显减轻。治疗3个疗程后，患者症状基本消失，腰酸腿软症状明显好转，舌淡，苔白，脉沉。半年后随访，症状未再复发。

按语： 中医认为，坐骨神经痛属于"痹证""痛风""腰腿痛"的范畴，该病的病因病机为正虚受邪，虚实夹杂，与体质强弱、生活环境、气候条件等密切相关。故选择温阳益肾灸配合培元固本灸交替，重在灸补督脉、膀胱经经穴，可补肾壮骨填精，温通经脉，散寒祛湿止痛。采用培元固本灸以培补元气、固本补虚配合三伏天温阳益肾灸以加强温阳补肾，使肾阳充而卫阳足，故而诸症渐消。

五、慢性腰肌劳损

慢性腰肌劳损是指腰部肌肉、筋膜、韧带等软组织的慢性损伤，积久成疾而出现的腰部酸痛和运动障碍为主要症状的疾病。临床以腰痛时轻时重，反复发作为特点。其患病率为23.5%，占腰腿痛患者的80%，复发率高达60%~80%，多发生于成年体力劳动者。

慢性腰肌劳损属中医"腰脊痛""腰痛"范畴，多与感受外邪、跌仆闪挫、劳欲过度等有关。本病与肾、足太阳膀胱经、督脉等关系密切。基本病机是腰部经络不通，气血痹阻，或肾精亏虚，腰部失于濡养、温煦。

【辨证要点】

（1）寒湿证：腰部冷痛重着，转侧不利，静卧不减，阴雨天加重。舌苔白腻，脉沉。

（2）湿热证：痛而有热感，炎热或阴雨天气疼痛加重，活动后减轻，尿赤。舌苔黄腻，脉濡数。

（3）瘀血证：腰痛如刺，痛有定处，轻则俯仰不便，重则因痛剧不能转侧，拒按。舌质紫暗，脉弦。

（4）肾虚证：腰部酸痛乏力，喜按喜揉，足膝无力，遇劳更甚，卧则减轻，常反复发作。偏阳虚者面色㿠白，手足不温，少气懒言，腰腿发凉。舌质淡，脉沉细。偏阴虚者心烦失眠，咽干口渴，面色潮红，倦怠乏力。舌红少苔，脉弦细数。

【 阴阳调理灸治疗 】

采用温阳益肾灸治疗，每次灸40分钟。肾虚型可加用培元固本灸。湿热证暂不予阴阳调理灸。三伏和三九期间根据症状选择培元固本灸或温阳益肾灸。

每次施灸间隔5~7天，6次为1个疗程，治疗周期随症状灵活加减。

【 注意事项 】

（1）采用阴阳调理灸治疗本病为基础，疗效有差异。风湿性腰部疼痛和腰肌劳损疗效佳，腰部小关节周围的韧带撕裂疗效较差，内脏疾患引起的腰背部疼痛要以治疗原发病为主。

（2）嘱患者平时常用两手掌根部揉按腰部，早晚各1次，可减轻和预防腰肌劳损。

（3）嘱患者治疗前后保持腰背肌功能锻炼、避风寒、避免久坐。

（4）施术前应告知受术者施灸过程，消除受术者对施灸的恐惧感或紧张感；施术中应密切关注受术者状态，防止温度过高或因受术者活动导致灸具脱落发生烧烫伤；施术后宜嘱受术者休息后缓慢坐起，继续休息5~10分钟后方可离开治疗室，避免体位性眩晕。

（5）注意晕灸的发生，如发生晕灸现象应及时处理。

【 验案举例 】

患者，女，32岁，于2020年9月16日就诊。主诉：腰部酸痛半年余。半年前顺产后开始出现腰部酸痛，寒冷、阴雨天加重，劳累后加重，按则痛减，伴腿软乏力、四肢不温。现症见腰部酸痛，腿软乏力，四肢不温，纳食可，夜寐安，舌淡红苔薄白，脉细。既往史：多囊卵巢综合征病史10年。查体：腰椎生理曲度变浅，腰肌紧张，L3横突、L4/S1棘突压痛阳性，直腿抬高试验阴性，4字试验阴性。辅助检查：腰椎核磁无异常。中医诊断：腰痹（肾虚证兼寒湿证）。西医诊断：腰肌劳损。采用阴阳调理灸及功能锻炼宣教。采用温阳益肾灸配合培元固本灸交替进行。每次灸40分钟，每5天治疗1次。治疗1个疗程后，患者腰痛减轻。治疗2个疗程后，腰痛基本消失，四肢不温及腿软乏力明显缓解，舌质淡红，苔薄白，脉细。半年后随访，症状未反复。

按语：患者腰部疼痛，寒冷。阴雨天加重，中医认为本病与感受外邪、跌仆闪挫、劳欲过度等有关。本病与肾、足太阳膀胱经、督脉等关系密切。故选择温阳益肾灸，重在灸补督脉、膀胱经经穴，可补肾壮骨填精，温通经脉，配合培元固本灸，两者联合使用，共奏充盈肾气，调和阴阳之效。

六、膝骨性关节炎

膝骨性关节炎又称膝骨关节病、退行性关节病、增生性关节病、肥大性关节病，是一种常见的慢性、进展性关节疾病。其病理特点为关节软骨变性、破坏、软骨下骨硬化、关节边缘和软骨下骨反应性增生、骨赘形成。临床上以关节疼痛，僵硬，活动受限，活动时可有摩擦响声为特征。本病好发于中老年人，60岁以上人群患病率高达50%，而75岁以上人群则增至80%，女性多于男性。

膝骨性关节炎属中医"痹证"范畴，其发生常与劳伤、行走过多或跑跳跌撞等因素有关。本病病位在膝部筋骨，属本虚标实之证。基本病机是气血瘀滞，筋骨失养。

【辨证要点】

（1）风寒湿痹证：肢体关节酸楚疼痛、痛处固定，有如刀割或有明显重着感或患处表现肿胀感，关节活动欠灵活，畏风寒，得热则舒。舌质淡，苔白腻，脉紧或濡。

（2）风湿热痹证：起病较急，病变关节红肿、灼热、疼痛，甚至痛不可触，得冷则舒为特征。可伴有全身发热，或皮肤红斑、硬结。舌质红，苔黄，脉滑数。

（3）瘀血闭阻证：肢体关节刺痛，痛处固定，局部有僵硬感，或麻木不仁。舌质紫暗，苔白而干，脉涩。

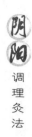

（4）肝肾亏虚证：膝关节隐隐作痛，腰膝酸软无力，酸困疼痛，遇劳更甚。舌质红、少苔，脉沉细无力。

【阴阳调理灸治疗】

采用温阳益肾灸治疗，每次灸40分钟。肝肾亏虚证配合培元固本灸。风湿热痹证暂不予阴阳调理灸。三伏和三九期间根据症状选择培元固本灸或温阳益肾灸。

每次施灸间隔5~7天，6次为1个疗程，治疗周期随症状灵活加减。

【注意事项】

（1）阴阳调理灸治疗期间可配合膝关节局部针灸治疗。中医治病讲求整体观念，以求气血通畅、阴阳调和。采用阴阳调理灸治疗本病，不仅可以控制患者膝关节僵硬及疼痛的症状，且能调节整体的气血和阴阳，从而调节体质、缓解全身症状。

（2）结合适度的功能锻炼，防止股四头肌萎缩。

（3）施术前应告知受术者施灸过程，消除受术者对施灸的恐惧感或紧张感；施术中应密切关注受术者状态，防止温度过高或因受术者活动导致灸具脱落发生烧烫伤；施术后宜嘱受术者休息后缓慢坐起，继续休息5~10分钟后方可离开治疗室，避免体位性眩晕。

【验案举例】

患者，男，70岁，于2020年10月18日就诊。主诉：右膝关节酸痛2年余。2年前无明显诱因出现右膝关节酸痛，劳累、下楼梯、蹲起时疼痛加重，无法久立久行，活动时膝关节有骨摩擦音，膝关节处畏寒，遇寒疼痛加重，热敷可稍缓解。现症见腰酸乏力，四肢不温，纳食可，二便可，寐可，舌淡，苔白，脉沉细。既往史：无。查体：右膝关节周围压痛阳性，麦氏征阳性，抽屉试验阴性，浮髌试验阴性。辅助检查：右膝关节MR：右膝关节退行性骨关节病变，半月板损伤。中医诊断：痹证（肝肾亏虚证）。西医诊断：膝关节骨性关节炎。采用阴阳调理灸、局部温和灸、功能锻炼宣教治疗。采用培元固本灸和温阳益肾灸交替进行。每次灸40分钟，每周1次，同时指导患者在家行温和灸治疗，穴位为双膝阿是穴，每次20分钟。治疗1个疗程后，患者右膝关节酸痛较前减轻，劳累、下楼梯、蹲起、受寒时疼痛仍有加重。治疗2个疗程后，右膝关节酸痛明显减轻，腰酸乏力明显改善，下楼梯时疼痛仍有加重。治疗3个疗程后，症状基本消失，下楼梯时偶发右膝关节疼痛，嘱患者减少上下楼梯次数，注意加强膝关节功能锻炼。

按语： 膝骨性关节炎系属中医学"痹证"领域，首见于《黄帝内经》。《素问·痹论》描述膝骨性关节炎的主要症状为"痹在于骨则重，在于脉则血涩而不流，在于筋则屈不伸，在于肉则不仁，在于皮则寒"，并提出"筋痹""脉痹""肌痹""皮痹""骨痹"的概念。《素问》中"肾生骨髓""肾其充在骨"与"肾主骨生髓"都是说肾中精气充盈，方能充养骨髓，骨的生长发育有赖于骨髓的充盈及其所提供的营养。《华佗神方·论骨痹》中也曾提出："骨痹者，乃嗜欲不节，伤于肾也。"《黄帝内经》中言"病在骨，骨重不可举，骨髓酸痛，寒气至，名曰骨痹。"肾虚会导致骨骼退化，并更容易受风寒湿邪的侵袭。《素问·痹论》："五脏皆有合，病久而不去者，内舍于其合也。故骨痹不已，复感于邪，内舍于肾"。《虚损病类钩沉·骨痹》中则认为本病之病位虽然在骨节、骨髓、筋膜与肌肉，但肾主骨生髓，肝主筋，脾主肌肉，故肾、肝、脾应为本病的源头。其病情多为蚕食样发展，病性多呈虚损性，说明骨、髓、筋、肉受损，肾、肝、脾受伤，营气、卫气、中气、元气受害，诸邪乘虚潜伏筋膜、关节、经脉、血络、骨髓，故而胶着难解，而成难医之病。《卫生宝鉴》："老年腰膝久痛，牵引少腹两足，不堪步履，奇经之脉，隶于肝肾为多。"提出老年人久患腰膝疼痛，为肝肾两虚证，其病因病机为老年人脏腑衰弱，肝肾精血不足，无以濡养筋脉与筋骨而发，故而出现关节疼痛、膝痛等。肝主筋，肾主骨，筋附骨，中年以后肝肾渐亏，肝虚无以养筋，肾虚无以主骨，再遇风寒湿邪或跌仆闪挫致使气滞血瘀，痰湿痹阻，日久则脉络失和。

因此本病多由于正气不足，感受风、寒、湿、热之邪所致。素体亏虚，正气不足，腠理不密，卫外不固，是引起痹证的内在因素。因其容易感受外邪侵袭，且在感受风、寒、湿热邪之后容易使肌肉关节、经络痹阻，故选择培元固本灸与温阳益肾灸交替进行，重在补肾固本、补益精血，温阳通脉，祛湿止痛。

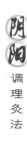

七、类风湿关节炎

类风湿关节炎是一种以侵蚀性关节炎为主要临床特征的自身免疫病，基本病理表现为滑膜炎、血管翳形成，并逐渐出现关节软骨和骨破坏，最终导致关节畸形和功能丧失，可并发肺部疾病、心血管疾病、恶性肿瘤及抑郁症等。类风湿关节炎可发生于任何年龄，其全球发病率为0.5%~1%，中国大陆地区发病率为0.42%，总患病人群约500万，男女患病比率约为1∶4。

类风湿关节炎属于"尪痹""痹证"等范畴，病位在筋骨肌肉关节，与肝肾相关，为本虚标实之证。其基本病机是正气不足，感受外邪，闭阻经络，气血运行不畅。

【辨证要点】

（1）湿热痹阻证：关节肿胀，疼痛，触之发热，皮色发红，关节屈伸不利，晨僵，发热，口渴，咽痛，汗出，小便黄，大便干。舌质红，苔黄厚腻，脉滑数或弦滑。

（2）寒热错杂证：关节肿胀，疼痛，局部发热，恶风寒，关节屈伸不利，晨僵，身热不扬，口渴，汗出，阴雨天加重，肢体沉重。舌质红，苔薄白，脉弦。

（3）肝肾亏虚证：关节酸痛，或隐痛，肿胀，或有关节变形，关节屈伸不利，晨僵，腰膝酸软，乏力，五心烦热，口干咽燥，盗汗，头晕耳鸣。舌质淡红，苔薄白，脉沉细数。

（4）痰瘀痹阻证：关节疼痛，夜间明显，肿胀，按之发硬，关节强直畸形，关节屈伸不利，晨僵，皮下硬节，关节局部肤色晦暗，肌肤干燥无光泽，或肌肤甲错，女性月经量少或闭经。舌质暗红，有瘀斑或瘀点，苔白腻，脉涩或弦滑。

【阴阳调理灸治疗】

采用温阳益肾灸治疗，每次灸40分钟。肝肾亏虚证配合培元固本灸，痰瘀痹阻证配合健脾理气灸。湿热痹阻证、寒热错杂证暂不予阴阳调理灸。三伏和三九期间根据症状选择培元固本灸或温阳益肾灸。

每次施灸间隔5~7天，6次为1个疗程，治疗周期随症状灵活加减。

【注意事项】

（1）类风湿关节炎急性发作期需专科治疗。

（2）采用阴阳调理灸治疗本病，治疗期间及治疗后需嘱患者避风寒及清淡饮食。

（3）类风湿关节炎患者急性期不宜活动，因为活动容易损伤关节滑膜而使关节炎症状进一步加重，故此不宜过多肢体活动。

（4）急性期炎症控制后，应开展积极关节功能锻炼，可根据关节活动程度，逐渐增加肢体关节活动量，量力而行，循序渐进，持之以恒。

（5）施术前应告知受术者施灸过程，消除受术者对施灸的恐惧感或紧张感；施术中应密切关注受术者状态，防止温度过高或因受术者活动导致灸具脱落发生烧烫伤；施术后宜嘱受术者休息后缓慢坐起，继续休息5~10分钟后方可离开治疗室，避免体位性眩晕。

【验案举例】

患者，女，60岁，2020年12月4日初诊。主诉：双手关节肿胀疼痛1年余。1年前由于受寒出现双手肿胀疼痛，伴晨僵。曾于外院就诊，诊断为"类风湿关节炎"，给予布洛芬口服后，症状有所缓解。现症见双手、腕、肘关节肿胀疼痛，遇寒加重，腰膝酸软，纳可，眠差，舌暗红，苔薄白，脉细。既往史：无。查体：双手手指、腕关节、肘关节肿痛压痛，屈伸受限。中医诊断：痹证（肝肾亏虚证）。西医诊断：类风湿关节炎。采用阴阳调理灸及饮食宣教。培元固本灸与温阳益肾灸交替进行，每次灸40分钟，每周1次。治疗1个疗程后，关节肿痛减轻，舌暗红，苔薄白，脉细。治疗2个疗程后，关节肿痛明显改善，腰膝酸软明显减轻。

按语：类风湿关节炎是一种以炎性滑膜炎为主慢性自身免疫系统性疾病，属于风湿免疫科的常见疾病之一，好发于中青年女性，具有侵蚀性、对称性、多关节等特征，中医将类风湿关节炎归为"外在病邪、内在体虚"范畴，属于本虚标实，正虚为本，先天不足，后天失养，肝肾亏虚，筋脉失养，外因为风寒湿热诸邪乘虚而入，气血凝滞，筋骨不利以致萎弱不用。故本病选用阴阳调理灸之培元固本灸与温阳益肾灸相结合交替进行，重在补益正气，温通经脉，调补元气，益肾固精，强筋健骨。

八、强直性脊柱炎

强直性脊柱炎是一种慢性、进行性炎性疾病，属中医学"痹证""脊痹""骨痹"等范畴，主要累及骶髂关节和脊柱骨突、脊柱旁软组织及四肢关节，甚者可出现脊柱畸形、脊柱强直等症状。强直性脊柱炎是一种血清阴性脊柱关节病，病因尚且不明，经流行病学调查，遗传和环境因素可能对强直性脊柱炎的发病起着重要作用。

强直性脊柱炎发生常与感受外邪、脏腑失养、跌打损伤、痰湿内停、先天不足、肾精不足、督脉空虚等因素有关。本病病位在肾与督脉，与肝、脾相关。基本病机以肾虚督空为本，外感风寒湿热为标，内外合邪而发病。

【辨证要点】

（1）寒湿阻络证：腰骶部、脊背疼痛，阴雨天及劳累后症状加重，得温痛减。舌质淡，苔薄白，脉沉弦或细迟。

（2）湿热瘀滞证：腰骶及腰背部疼痛，兼有低热，口干，咽痛，肌肉触之热。舌红苔黄腻，脉弦滑。

（3）痰瘀阻络证：腰骶疼痛，痛点固定不移，兼腰背僵直疼痛，活动受限。舌质紫暗或边有瘀点、瘀斑，苔白腻，脉弦滑或弦涩。

（4）肾虚督空证：腰骶及腰背部疼痛，兼有腰膝酸软，头晕眼花，耳鸣耳聋，畏寒肢冷，面色苍白。舌淡红，苔薄白，脉沉细。

（5）肝肾阴虚证：腰骶及腰背部隐痛，兼有眩晕，耳鸣耳聋，咽干口燥，五心烦热，易怒，失眠遗精。舌红少津，脉弦细。

【阴阳调理灸治疗】

采用温阳益肾灸治疗，每次灸40分钟。寒湿阻络证配合补肺益气灸；肾虚督空证配合培元固本灸；痰瘀阻络证配合健脾理气灸。湿热瘀滞证、肝肾阴虚证暂不予阴阳调理灸。三伏和三九期间根据症状选择温阳益肾灸或培元固本灸。

每次施灸间隔5~7天，6次为1个疗程，治疗周期随症状灵活加减。

【注意事项】

（1）阴阳调理灸治疗原发性强直性脊柱炎较为适宜。

（2）强直性脊柱炎尚无根治方法，采用阴阳调理灸治疗本病能够起到缓解症状、防止病情加重，提高患者生活质量的效果。

（3）治疗期间患者宜合理进行游泳等体育锻炼，并保持良好的站姿、坐姿以保护脊柱。

（4）强直性脊柱炎与类风湿关节炎、风湿性关节炎、骨关节炎、Reiter综合征部分症状相似，应注意鉴别。

（5）施术前应告知受术者施灸过程，消除受术者对施灸的恐惧感或紧张感；施术中应密切关注受术者状态，防止温度过高或因受术者活动导致灸具脱落发生烧烫伤；施术后宜嘱受术者休息后缓慢坐起，继续休息5~10分钟后方可离开治疗室，避免体位性眩晕。

【验案举例】

患者，男，33岁，于2018年3月25日前来就诊，主诉：腰骶部疼痛14年余。患者于14年前无诱因发作腰骶部及双臀部疼痛，休息后不能缓解，曾于当地医院行中药口服治疗，疗效未显，逐渐出现腰背部、肩部、颈项部僵痛不适，14年来症状时轻时重，间断服用布洛芬消炎止痛，1年前出现颈项部僵痛加重，不能俯仰转侧。现症见腰背、颈项部僵痛，活动受限，伴畏寒，腰膝酸软，纳差，夜寐欠安，二便调，舌淡红，苔薄白，脉弦细尺弱。家族史：父亲、叔叔有强直性脊柱炎病史。查体：双"4"字试验（+），双骶髂关节定位实验（+）。强直性脊柱炎相关指标：HLA-B27（+），CRP 2.86mg/dl，ESR 60mm/h，骶髂关节CT示：双骶髂关节骨质密度增高，边缘毛糙，并见小囊性低密度改变，关节间隙存在，未见骨质融合。中医诊断：痹证（肾虚督空证）。西医诊断：强直性脊柱炎。采用温阳益肾灸和培元固本灸交替进行治疗，每次灸40分钟，每周1次。通过3个疗程治疗，患者疼痛较前稍有好转，停服止痛药物。辅助检查：CRP 1.69mg/dl，ESR 34mm/h。通过6个疗程的治疗，患者诉疼痛、僵硬感明显缓解，无明显畏寒，二便正常，食纳可，夜寐安。舌质淡红，苔薄白，脉细。

按语：强直性脊柱炎往往起病隐匿，无明显诱因，多发于脊柱及腰骶部，可见晨僵、腰背及腰骶疼痛、下肢疼痛等症状，本病多见于青壮年男性，具有明显的家族聚集倾向。该病目前尚无根治方法，治疗方案应首先评估患者的症状、体征，多采用体育锻炼、姿势矫正、物理治疗、药物治疗和

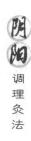

手术治疗以控制或减轻炎症、改善预后，且强直性脊柱炎多病程迁延，易反复发作，致残率较高。

中医认为强直性脊柱炎为本虚标实之病，多因先天禀赋不足、后天调摄失宜、风寒湿等邪气乘虚而入所致，如《济生方》所云："皆因体虚，腠理空虚，受风寒湿气而成痹也。"强直性脊柱炎的基本病机为肾虚督空，而督脉为"阳脉之海"，督脉虚损则阳气无所化生，日久则会损及肝、脾、肾三脏，导致筋骨同病，骨髓失养，寒湿、痰浊、瘀血互结，经络闭阻，气血不行，可出现脊柱伛偻，髋关节僵直，甚者可造成残疾，严重影响患者的生活质量。因此，治疗强直性脊柱炎必求之于本，才能取得更佳的临床疗效。

阴阳调理灸以"阴阳学说"为指导，旨在通过调和阴阳、平衡脏腑来达到防病治病的效果。阴阳调理灸之温阳益肾灸以命门为中心施灸，可达温肾扶阳，壮骨填精、祛风除湿之功，使肾督之阴阳调和，阴阳和则腰脊壮、筋骨强、关节利。治疗肾虚督空证患者可在温阳益肾灸的基础上结合培元固本灸，在温阳的同时以培元补虚、固本益气，两种灸法相得益彰，可有效改善患者的先后天不足，从根本上治疗强直性脊柱炎。治疗痰瘀阻络证患者则可配合健脾理气灸，以化痰祛瘀，内外兼治。

九、骨质疏松症

骨质疏松症是一种最为常见的全身性骨病，属中医学"骨枯""骨萎""骨痹"范畴，以骨量低下、骨微结构损坏，导致骨脆性增加，易发生骨折为主要特征。骨质疏松症可分为原发性骨质疏松症和继发性骨质疏松症。流行病学调查显示，原发性骨质疏松症的患病率会随着年龄的增长逐渐升高。

骨质疏松症的发生常与肝肾精亏、筋骨失养，脾胃虚弱、化源匮乏，跌打损伤等因素有关。本病病位在骨，其本在肾，并与中医肝、脾密切相关。基本病机为肾精亏虚，命门火衰，气血生化不足。

【辨证要点】

（1）肝肾阴虚证：腰膝酸痛，手足心热，两目干涩，形体消瘦，眩晕耳鸣，潮热盗汗，失眠多梦。舌红少苔，脉细数。

（2）脾肾阳虚证：腰膝冷痛，食少便溏，腰膝酸软，行走乏力，畏寒喜暖，腹胀，面色㿠白。舌淡胖，苔白滑，脉沉迟无力。

（3）肾虚血瘀证：腰脊刺痛有定处，腰膝酸软，下肢萎弱，步履艰难。舌质淡紫，脉细涩。

（4）脾胃虚弱证：形体瘦弱，肌软无力，食少纳呆，神疲倦怠，大便稀溏，面色萎黄。舌淡，苔白，脉细弱。

（5）血瘀气滞证：骨节刺痛，痛有定处，痛处拒按，多有骨折史。舌紫暗，伴瘀点或瘀斑，脉涩或弦。

【阴阳调理灸治疗】

采用温阳益肾灸治疗，每次灸40分钟。脾肾阳虚证配合培元固本灸，脾胃虚弱证配合温中祛湿灸，肝肾阴虚证予温阳益肾灸，阴虚较甚者适当调整施灸时间，或暂缓施灸。三伏和三九期间根据症状选择温阳益肾灸或培元固本灸。

每次施灸间隔5~7天，6次为1个疗程，治疗周期随症状灵活加减。

【注意事项】

（1）骨质疏松性骨折的致残率或致死率较一般骨折更高，因此骨质疏松症的预防和治疗同等重要，采用阴阳调理灸治疗本病不仅能够治已病，改善患者的症状，而且还能"治未病"，预防骨质疏松症的发生。

（2）对于已患骨质疏松症的老年患者应加强防护，预防发生骨折，还需保证充足的钙、蛋白质和维生素的摄入。

（3）阴阳调理灸治疗原发性骨质疏松症较为适宜。

（4）骨质疏松症与骨软化症、多发性骨髓瘤、原发性甲状旁腺功能亢进症、成骨不全症的部分症状相似，应注意鉴别。

（5）施术前应告知受术者施灸过程，消除受术者对施灸的恐惧感或紧张感；施术中应密切关注受术者状态，防止温度过高或因受术者活动导致灸具脱落发生烧烫伤；施术后宜嘱受术者休息后缓慢坐起，继续休息5~10分钟后方可离开治疗室，避免体位性眩晕。

【验案举例】

患者，女，65岁，于2019年4月4日前来就诊，主诉：周身骨关节疼痛6年余。患者于6年前无诱因发作周身骨关节疼痛不适，休息后不能缓解，于外院确诊为原发性骨质疏松症，曾口服钙尔奇D3、骨化三醇等药物，疗效未显。现症见周身骨关节游走性疼痛，伴畏寒，腰膝酸软，纳呆便溏，眠可，小便可，舌淡红，苔白滑，脉沉细。查体：周身骨关节未见明显肿胀，皮温不高。DXA检测腰椎骨密度T值−3.5SD。根据《中医体质分类与判定》测定患者体质为阳虚质（75.00分）、气虚质（59.38分）、血瘀质（46.43分）。中医诊断：痿证（脾肾阳虚证）。西医诊断：骨质疏松症。采用温阳益肾灸和培元固本灸交替进行，每次灸40分钟，每周1次。通过3个疗程治疗，患者周身疼痛较前减轻，畏寒、腰膝酸软、纳呆便溏症状稍有好转。《中医体质分类与判定》测定患者体质为阳虚质（42.86分）、气虚质（43.75分）、血瘀质（28.57分）。通过6个疗程的治疗，患者诉周身疼痛明显改善，无明显畏寒，纳眠可，二便正常，舌质淡红，苔薄白，脉沉细。

按语：原发性骨质疏松症是一种随着年龄增长而发生的退行性病变，多见于绝经后女性与老年男性。随着医疗条件的改善，我国居民的人均寿命显著延长，人口老龄化问题日趋严重，骨质疏松症已成为我国面临的重要公共健康问题。骨质疏松症引发的骨质疏松性骨折对老年患者的身体健康危害巨大，是老年患者致残、致死的重要原因。

中医认为骨质疏松症多因先天不足、正虚邪侵、肾虚精亏所致。早在《素问·阴阳应象大论》中就指出"肾藏精，精生髓，肾充则髓实、骨坚"的观点，《素问·痿论》中亦云："骨枯而髓减，发为骨痿。"由此可见骨质疏松症的发生，究其根本，与"肾气"是否充足密切相关。研究表明，阳虚体质为骨质疏松症的独立危险因素。《景岳全书》有云："命门为元气之根，水火之宅……五脏之阳气非此不能发。"可见五脏阳气之根本在于肾与命门，肾阳即为命门之火，命门火衰则各脏腑机能不得温煦，气血生化无源，肾精失充，骨髓失养，发为此病。因此，治疗骨质疏松症必须温补命门之火。

阴阳调理灸以"阴阳学说"为指导，旨在通过调和阴阳、平衡脏腑来达到防病治病的效果。阴阳调理灸之温阳益肾灸以命门为中心施灸，可达温肾扶阳，填精补髓之功，改善骨质疏松患者肾气不充，骨枯髓减的病理状况。治疗脾肾阳虚证、脾胃虚弱证患者可在温阳益肾灸的基础上结合培元固本灸，在温补肾阳的同时温补脾阳，可有效改善患者的先后天不足，以纠正患者的阳虚体质，从根本上防治骨质疏松症，因此阴阳调理灸不仅能够治疗骨质疏松症，也适用于骨质疏松症的预防。

十、退行性脊柱炎

退行性脊柱炎是指由于椎间盘退变、椎体边缘退变增生及小关节退变，使相应的神经根受压、受损，以腰背僵直疼痛、活动受限为主要表现的一种骨关节疾病，属中医学"脊痛""腰痛"范畴，又称"增生性脊柱炎""老年性脊柱炎""脊椎骨关节炎"等。本病以腰椎发病率最高，好发于中年以后，男性多于女性，长期从事体力劳动者易发本病。

退行性脊柱炎的发生常与年老肝肾亏虚、外伤闪挫、慢性劳损或长期风寒湿邪侵袭等因素有关。本病以肝肾亏虚为本，外感风寒湿邪为标，内外合邪而发病。

【辨证要点】

（1）肝肾亏虚证：多见于中老年人，腰脊隐隐作痛，时作时止，不可久立久行，遇劳痛甚，腰膝酸软，神疲乏力。舌淡，苔薄白，脉沉细无力。

（2）风寒湿痹证：腰脊冷痛，或重着，或兼有风寒，活动受限。舌淡，苔薄白腻，脉浮缓或濡细。

（3）瘀血阻滞证：腰脊疼痛固定不移，痛如锥刺，局部压痛明显而拒按，俯仰转侧困难，活动不利。舌紫暗或有瘀斑，苔薄，脉弦涩。

【阴阳调理灸治疗】

采用温阳益肾灸治疗，每次灸40分钟。肝肾亏虚证配合培元固本灸，风寒湿痹证配补肺益气灸。三伏和三九期间根据症状选择温阳益肾灸或培元固本灸。

每次施灸间隔5~7天，6次为1个疗程，治疗周期随症状灵活加减。

【注意事项】

（1）退行性脊柱炎尚无根治方法，采用阴阳调理灸治疗本病能够有效缓解症状，延缓病情发展，提高患者生活质量。

（2）治疗期间患者宜合理进行功能锻炼，控制体重，防止过度肥胖，卧硬板床，注意腰部保暖。

（3）本病与强直性脊柱炎、慢性腰部软组织损伤、结核、肿瘤及其他内脏疾患引发的腰痛症状相似，需注意鉴别。

（4）施术前应告知受术者施灸过程，消除受术者对施灸的恐惧感或紧张感；施术中应密切关注受术者状态，防止温度过高或因受术者活动导致灸具脱落发生烧烫伤；施术后宜嘱受术者休息后缓慢坐起，继续休息5~10分钟后方可离开治疗室，避免体位性眩晕。

【验案举例】

患者，男，58岁，于2018年6月18日前来就诊，主诉：腰及双下肢疼痛半年余，加重一周。患者于半年前因长期弯腰劳作渐渐引起腰部疼痛不适，伴双下肢放射性疼痛，休息后稍有缓解，未经系统诊治，1周前症状加重，遂来就诊。现症见腰部持续性疼痛不适，伴双下肢放射性疼痛，时有双下肢麻木感，不可久立久行，劳累后痛甚，伴腰膝酸软，神疲乏力，纳眠一般，大便质稀，小便可，舌淡，苔薄白，脉沉细。查体：腰椎生理曲度变浅，L3-5椎体叩击痛（+），椎体旁压痛（+），直腿抬高试验（-），腰椎DR示：腰椎生理曲度变直，腰椎骨质增生，腰椎退行性病变。中医诊断：腰痹（肝肾亏虚证）。西医诊断：退行性脊柱炎。采用温阳益肾灸和培元固本灸交替进行，每次灸40分钟，每周1次。通过2个疗程治疗，患者腰部疼痛、双下肢放射性疼痛较前稍有好转，双下肢麻木感仍存，查体：腰椎生理曲度变浅，L3-5椎体叩击痛（±），椎体旁压痛（±）。通过4个疗程的治疗，患者腰部及双下肢未见疼痛不适，未见明显双下肢麻木感，腰膝酸软及神疲乏力症状亦较前好转，纳眠一般，二便调，舌淡，苔薄白，脉沉细。

按语： 西医学普遍认为脊柱关节的退行性变是造成腰背疼痛的常见病理因素，严重的退行性变可导致椎管、神经根管的狭窄，韧带的增生钙化，形成锥体后缘的骨刺，刺激脊神经根，引发神经牵涉痛、麻木，同时脊柱的长期负重、过度活动导致的急、慢性损伤也会促使本病发生。50岁左右的中老年人是退行性脊柱炎高发人群之一，但由于人们生活习惯的改变，如长期久坐、伏案等等，该病的发病年龄呈年轻化趋势，引发了更多关注。

中医认为退行性脊柱炎是一种慢性筋骨病。《诸病源候论·腰背痛诸候》有云："劳损于肾，动伤经络，又为风冷所侵，血气击搏，故腰痛也。"又有《素问·脉要精微》曰："腰者肾之府也，转摇不能，肾将惫矣。"《素问·骨空论》指出"督脉为病，脊强反折。"而《素问·刺腰痛篇》则指出"足太阳脉令人腰痛，挟脊而痛至头……足少阴令人腰痛，痛引脊内廉。"

以上论述均可说明本病系因肾气受损、外感风寒湿邪、经络阻滞而发病。因此，治疗退行性脊柱炎当以疏通经络、补益肝肾、强筋健骨、祛风除湿、温阳散寒，才能取得最佳的临床疗效。

阴阳调理灸以"阴阳学说"为指导，旨在通过调和阴阳、平衡脏腑来达到防病治病的效果。阴阳调理灸之温阳益肾灸以命门为中心施灸，督脉统领一身之阳，且脊柱为督脉走行所过，行此灸不仅可以散寒除湿，驱散外邪，疏通气血，还可达温肾扶阳，壮骨填精之功。肝肾亏虚证患者配合培元固本灸可固本益气，调理阴阳，以从根本上防治退行性脊柱炎。

十一、项背肌筋膜炎

项背肌筋膜炎是指项背部筋膜、肌肉、肌腱、韧带等软组织的损伤性无菌炎症，属中医学"痹证""筋痹""经筋病"等范畴，常累及斜方肌、菱形肌和肩胛提肌等肌群，以项背部疼痛、僵硬、运动受限及软弱无力等症状为主要表现，又称"项背肌纤维炎""肌肉风湿症"。本病多与职业、气候和工作环境有关，长期伏案工作者、日常生活姿势不良者发病率更高。

项背肌筋膜炎的发生常与外伤劳损、感受风寒湿邪及肝肾亏虚等因素有关。本病病位在筋，以素体虚弱、正气不足、慢性劳损为本，外感风寒湿邪为标，内外合邪而发病。

【辨证要点】

（1）风寒湿痹证：背痛板滞，后项、肩部牵拉性疼痛，甚者痛引上臂，伴恶寒怕冷。舌淡苔白，脉弦紧。

（2）气血凝滞证：晨起背部板硬刺痛，痛处固定不移，活动后减轻。舌紫暗或有瘀斑，苔薄，脉弦涩。

（3）气血亏虚证：肩背隐痛，时轻时重，遇劳痛甚，休息后缓解。舌淡，苔少，脉细弱。

【阴阳调理灸治疗】

采用温阳益肾灸治疗，每次灸40分钟。风寒湿痹证配合补肺益气灸、温中祛湿灸；气血凝滞证配合健脾理气灸；气血亏虚证配合培元固本灸。三伏和三九期间根据症状选择温阳益肾灸或培元固本灸。

每次施灸间隔5~7天，6次为1个疗程，治疗周期随症状灵活加减。

【注意事项】

（1）治疗期间患者宜配合项背肌锻炼，注意局部保暖，避免长期伏案和不良姿势。

（2）本病与神经根型颈椎病、前斜角肌综合征、肩周炎等病症状相似，需注意鉴别。

（3）施术前应告知受术者施灸过程，消除受术者对施灸的恐惧感或紧张感；施术中应密切关注受术者状态，防止温度过高或因受术者活动导致灸具脱落发生烧烫伤；施术后宜嘱受术者休息后缓慢坐起，继续休息5~10分钟后方可离开治疗室，避免体位性眩晕。

【验案举例】

患者，女，43岁，于2019年04月25日前来就诊。主诉：肩背部疼痛2周。患者于2周前因长时间伏案工作及受凉后渐渐引起肩背部疼痛不适，休息未见明显缓解，未经系统诊治，遂来就诊。现症见肩背部持续性疼痛、板滞不适，伴活动受限，受凉、劳累后痛甚，伴恶寒，纳眠一般，便溏，一日2~3次，小便可，舌红，苔薄白，脉弦紧，查体：项背肌群活动受限，肩胛骨内侧缘第3–4胸椎棘突旁压痛（+），肩胛内缘可触及条索状结节。颈胸椎DR示：颈椎、胸椎生理曲度变直。中医诊断：痹证（风寒湿痹证）。西医诊断：项背肌筋膜炎。采用温阳益肾灸配合补肺益气灸，每次灸40分钟，每周1次。通过1个疗程治疗，患者肩背部疼痛、板滞不适较前明显好转，查体：项背肌群活动稍受限，肩胛骨内侧缘第3至第4胸椎棘突旁压痛（±），肩胛内缘仍可触及条索状结节。通过4个疗程的治疗，患者肩背部疼痛、板滞不适消失，未见明显活动受限，纳眠一般，二便调，舌红，苔薄白，脉弦细，查体：项背肌群活动未见明显受限，肩胛骨内侧缘第3到第4胸椎棘突旁压痛（–）。

按语：项背肌筋膜炎是现代社会最常见的软组织损伤之一，我国的发病率约为10%。近年来，随着生活节奏的加快和工作压力的上升，项背肌筋膜炎的发病率也呈现出明显的上升趋势，越来越多的人群由于姿势不当、久坐、伏案工作等不良习惯出现项背部肌肉的僵硬疼痛、感觉障碍、活动受限等症状，可反复发作，甚则影响睡眠，导致焦虑、抑郁等不良情绪，严重影响患者的生活质量。目前，西医并无治疗本病的特效方法，仅能予以消炎止痛、松弛肌肉等对症治疗，且疗效并不稳定。

中医认为项背肌筋膜炎为本虚标实之病，多因正气不足、外伤劳损或外邪侵袭体表而发病。如《素问·生气通天论》所云："阳气者，精则养神，柔则养精。"正气虚弱，精血无以化生，则血不荣筋，筋不荣则屈伸不利，出现局部疼痛、麻木和皮温下降；《中藏经》中亦有云："大凡风寒暑湿之邪入于肝，则名筋痹。""筋痹者，淫邪伤肝，肝失其气，使人筋急。"均可说明肝肾亏虚、气血不足和外邪侵袭是项背肌筋膜炎发病的重要因素。因此，治疗项背肌筋膜炎必标本同治，才能取得更佳的临床疗效。

阴阳调理灸以"阴阳学说"为指导，旨在通过调和阴阳、平衡脏腑来达到防病治病的效果。阴阳调理灸之温阳益肾灸以命门为中心施灸，可达补益肝肾、祛风除湿、温阳通络之功。治疗气血亏虚证患者可在温阳益肾灸的基础上结合培元固本灸，在温阳的同时以培元补虚、固本益气，使气血有化生之源，筋脉得以濡养。

十二、退行性髋关节炎

退行性髋关节炎是由髋关节长期劳损出现的髋关节内软骨剥脱、滑膜增生，逐渐产生软骨改变的退行性病变，属中医学"骨痹病"范畴，以髋关节疼痛、僵硬及运动关节受限等症状为主要表现，又可称"髋关节骨性关节炎"。流行病学调查显示，退行性髋关节炎是世界各地残疾的主要原因之一，多见于50岁以上的中老年人，有髋部外伤史、积累性劳损、肥胖者发病率高。

退行性髋关节炎的发生常与年老肝肾亏虚、外伤闪挫、慢性劳损或长期风寒湿邪侵袭等因素有关。本病病位在骨，以肝肾亏虚、筋骨失养为本，外感风寒湿邪为标，内外合邪而发病。

【辨证要点】

（1）肝肾亏虚证：多见于中老年人，髋部隐隐作痛，时作时止，不可久立久行，遇劳痛甚，腰膝酸软，神疲乏力。舌淡，苔薄白，脉沉细无力。

（2）风寒湿痹证：髋部冷痛，或重着，或兼有风寒，活动受限。舌淡，苔薄白腻，脉浮缓或濡细。

（3）瘀血阻滞证：髋部疼痛固定不移，痛如锥刺，局部压痛明显而拒按，俯仰转侧困难，活动不利。舌紫暗或有瘀斑，苔薄，脉弦涩。

【阴阳调理灸治疗】

采用温阳益肾灸治疗，每次灸40分钟，肝肾亏虚证配合培元固本灸，风寒湿痹证配合补肺益气灸、温中祛湿灸。三伏和三九期间根据症状选择温阳益肾或培元固本灸。

每次施灸间隔5~7天，6次为1个疗程，治疗周期随症状灵活加减。

【注意事项】

（1）退行性髋关节炎尚无根治方法，采用阴阳调理灸治疗本病能够有效改善症状，延缓关节退变，提高患者生活质量。

（2）治疗期间须注意局部保暖，适度进行体育锻炼，肥胖患者应注意控制体重，对髋关节功能严重障碍并影响日常生活者，建议手术治疗。

（3）阴阳调理灸治疗原发性退行性髋关节炎较为适宜。

（4）本病与髋关节扭伤、类风湿关节炎症状类似，应注意鉴别。

（5）施术前应告知受术者施灸过程，消除受术者对施灸的恐惧感或紧张感；施术中应密切关注受术者状态，防止温度过高或因受术者活动导致灸具脱落发生烧烫伤；施术后宜嘱受术者休息后缓慢坐起，继续休息5~10分钟后方可离开治疗室，避免体位性眩晕。

【验案举例】

患者，男，73岁，于2019年8月13日前来就诊。主诉：右髋关节疼痛9年，加重1年。患者于9年前摔倒后渐渐引起右髋关节疼痛，活动受限，曾口服布洛芬、氨基葡萄糖等药物，疗效不明显，1年前症状加重，出现跛行及髋关节僵硬不适感，遂来就诊。现症见右髋关节持续性疼痛，伴晨起髋关节僵硬不适，活动受限，伴跛行，不可久行久立，劳累后痛甚，伴腰膝酸软，眩晕耳鸣，纳眠一般，二便可，舌淡，苔薄白，脉沉细。查体：右侧腹股沟处压痛（++），右侧髋关节屈伸、外展及内外旋转明显受限，双髋关节DR示：右髋关节模糊，髋臼骨赘增生，关节间隙变窄。中医诊断：痹证（肝肾亏虚证）。西医诊断：退行性髋关节炎。采用温阳益肾灸和培元固本灸交替进行，每次灸40分钟，每周1次。通过1个疗程治疗，患者右髋关节疼痛、活动受限、跛行稍有好转，查体：右侧腹股沟处压痛（+），右侧髋关节屈伸、外展及内外旋转受限。通过4个疗程的治疗，患者右髋关节未见明显疼痛，髋关节未见活动受限，未见跛行，纳眠一般，二便可，舌淡，苔薄白，脉细。查体：右侧腹股沟处压痛（±），右侧髋关节屈伸、外展及内外旋转均未见明显受限。

按语：退行性髋关节炎临床上可分为原发性退行性髋关节炎和继发性退行性髋关节炎。原发性退行性髋关节炎发病较为缓慢，多呈慢性进行性加重，预后好。而继发性退行性髋关节炎指有髋部骨折、脱位史或伴有髋臼发育不良、股骨头坏死等原发疾病的病例，病情发展较快，预后差。本病早期症状并不显著，症状常因寒冷、潮湿等因素而加重，具体表现为髋关节周围持续性疼痛，伴随跛行，严重影响患者的日常生活、出行。

中医认为退行性髋关节炎为本虚标实之病，多数医家认为本病多因肝肾亏虚、气血不足、痰浊瘀阻或慢性劳损，复感风寒湿邪侵袭而发。因此，治疗退行性髋关节炎必须标本同治，才能取得更佳的临床疗效。

阴阳调理灸以"阴阳学说"为指导，旨在通过调和阴阳、平衡脏腑来达到防病治病的效果。"肾主骨生髓"，阴阳调理灸之温阳益肾灸以命门为中心施灸，可达补肾填精益髓、祛风除湿、温阳通络之功。治疗肝肾亏虚证患者可在温阳益肾灸的基础上结合培元固本灸，在温阳的同时以培元补虚、固本益气，使气血有化生之源，筋脉得以濡养，从根本上缓解退行性髋关节炎的症状，并防止病情进一步发展。

第五节　妇科疾病

一、月经不调

月经不调是妇科常见病，表现为月经的周期及经量、经色、经质等发生异常，对女性生活和工作产生不同程度的影响。临床上月经不调分为月经先期、月经后期、月经先后无定期等，古代文献中分别称其为"经早""经迟""经乱"。目前，西医治疗本病的方案主要以使用雌孕激素调整月经周期及促排卵的方法治疗月经不调，但副作用较多，阴阳调理灸法治疗本病绿色且安全，临床上可参照本篇内容对该病进行辨证论治。

月经是冲、任、督和带四脉以及脏腑、津液等共同协调作用的结果，中医认为月经不调的发生常与房劳多产、饮食伤脾、感受寒邪、情志不畅等因素导致脏腑功能失调及冲任受损有关。《傅青主女科》曰："经水出诸肾。"肾主导月经的形成，肾藏精，肾精能够滋养卵巢，肾精充盛，卵泡则正常发育和排出，天癸与月经相始相终，肾为天癸之源，冲任之本，气血之根；肝藏血，"妇人以血为基本"，月经以血为用，肝血充盈，可下注冲任，血海才能按时满溢，月经正常来潮；脾为后天之本，气血生化之源，脾主运化水谷，脾胃将水谷精微转化为气血，故脾气健运，气血旺盛，才能使血海充盈。本病病位在胞宫，基本病机是冲任失调。

【辨证要点】

1.月经先期

（1）阳盛血热证：经来先期，月经量多，色深红或紫红，质黏稠，或伴口干舌燥，心烦面赤，小便短黄，大便燥结。舌红，苔黄，脉数或滑数。

（2）肝郁血热证：经来先期，月经量少或多，色深红或紫红，经行不畅，有血块，质黏稠，经行时常伴少腹部、乳房胀痛不适，平素性情急躁易怒，或伴胸闷如塞，胁肋胀满，咽干口苦。舌红，苔薄黄，脉弦数。

（3）阴虚血热证：经来先期，月经量少或多，色红，质黏稠，或伴两颧潮红，五心烦热，口燥咽干。舌红，苔少，脉细数。

（4）脾气虚证：经来先期，月经量多，色淡红，质清稀，伴小腹空坠感，神疲乏力，肢体倦怠，少气懒言，纳少便溏。舌淡红，苔薄白，脉细弱。

（5）肾气虚证：经来先期，月经量少或多，色淡暗，质清稀，头晕耳鸣，腰酸膝软，面色晦暗。舌淡暗，苔白润，脉沉细。

2.月经后期

（1）气滞证：经来后期，月经量少，色暗红或有血块，伴小腹、胸胁胀痛，经前乳房胀痛，平素精神抑郁。舌红，苔薄白或微黄，脉弦或弦数。

（2）痰湿证：经来后期，月经量少，经血夹杂黏液，带下量多，伴胸闷脘痞，形体肥胖，腹满呕恶，纳少便溏。舌淡胖，苔白腻，脉滑。

（3）实寒证：经来后期，月经量少，色暗红或有血块，小腹冷痛拒按，得热痛减，或伴面色青白，畏寒肢冷。舌淡暗，苔白，脉沉紧。

（4）虚寒证：经来后期，月经量少，色淡红，质清稀，伴小腹隐痛，喜暖喜按，腰酸无力，小便清长，大便稀溏。舌淡，苔白，脉沉迟或细弱。

（5）肾虚证：经来后期，月经量少，色淡暗，质清稀，伴头晕耳鸣，腰膝酸软，面色晦暗或面部暗斑，小便频数。舌淡，苔薄白，脉沉细。

（6）血虚证：经来后期，月经量少，色淡红，质清稀，伴小腹绵绵作痛，心悸少寐，头晕眼花，面色苍白或萎黄。舌淡红，苔薄，脉细弱。

3.月经先后无定期

（1）肝郁证：经行或先或后，月经量或少或多，色暗红，有血块，经行不畅，伴胸胁、乳房、少腹胀痛，平素精神抑郁，喜太息，嗳气少食。舌红，苔薄白或薄黄，脉弦。

（2）肾虚证：经行或先或后，月经量少，色淡暗，质清稀，伴头晕耳鸣，腰膝酸软，面色晦暗，小便频数。舌淡，苔薄，脉沉细。

【阴阳调理灸治疗】

1.月经先期

采用温肾暖宫灸治疗，每次灸40分钟。脾气虚型配合健脾理气灸，肾气虚证配合温阳益肾灸。阳盛血热证、肝郁血热证、阴虚血热证暂不予阴阳调理灸治疗。

2.月经后期

采用温肾暖宫灸治疗，每次灸40分钟。气滞证配合健脾理气灸；痰湿证配合温中祛湿灸；实寒证、虚寒证、肾虚证配合温阳益肾灸；血虚证配合培元固本灸。

3.月经先后无定期

采用温肾暖宫灸治疗，每次灸40分钟。肝郁证配合健脾理气灸，肾虚证配合温阳益肾灸。

三伏和三九期间根据症状选择温肾暖宫灸、培元固本灸、温阳益肾灸。

每次施灸期间间隔5~7天，6次为1个疗程，经行期间暂停施灸，治疗周期随症状灵活加减。

【注意事项】

（1）采用阴阳调理灸治疗本病，若治疗及时得当，加以调护，预后较好。

（2）灸后宜饮温水、清淡饮食，少食辛辣刺激之品，忌食一切寒凉之品，注意保暖，尤其避免小腹部及四肢受凉，规律睡眠，不熬夜。

（3）阴阳调理灸治疗期间，患者应保持心情舒畅，适度运动，避免过劳过逸，保持良好的生活方式。

（4）若是生殖系统器质性病变引起的月经不调，同时要针对病因处理。

（5）施术前应告知受术者施灸过程，消除受术者对施灸的恐惧感或紧张感；施术中应密切关注受术者状态，防止温度过高或因受术者活动导致灸具脱落发生烧烫伤；施术后宜嘱受术者休息后缓慢坐起，继续休息5~10分钟后方可离开治疗室，避免体位性眩晕。

【验案举例】

患者，女，28岁，于2018年10月20日前来就诊。主诉：月经周期延迟2年余。患者近2年来出现月经不规则，经来后期，2-3月一行，4-5天干净，量少，色淡，质清稀，伴小腹隐隐作痛，得热痛减，喜温喜按，畏寒，末次月经期：2018年9月15日。现症见形体消瘦，精神不佳，伴腰酸疲乏无力，纳少，夜寐可，小便调，大便稍溏，舌淡，苔白，脉沉迟。患者初潮15岁，有性生活史，无妊娠史，无流产史。辅助检查：查血HCG阴性。既往无特殊病史。根据《中医体质分类与判定》测定患者体质为阳虚质（77.00分）、气虚质（61.88分）、痰湿质（50.86分）、气郁质（39.38分）、湿热质（36.43分）。中医诊断：月经后期（虚寒证）。西医诊断：月经稀发。采用温肾暖宫灸和温阳益肾灸交替进行，每次灸40分钟，每周1次，患者经期间停止治疗。治疗2周后，患者月经来潮，行经4天，量适中，色红，质稍稀，自述畏寒、小腹隐痛等症状较前好转，偶有腰酸疲乏无力，继续用阴阳调理灸巩固治疗，并嘱其平衡饮食，规律作息。通过2个疗程的治疗，患者月经规律，精神状态好转，纳食正常，二便调，夜寐安，舌淡红，苔薄白，脉稍弱，《中医体质分类与判定》标准判定为阳虚质（47.12分）、气虚质（41.68分）、痰湿质（40.56分）、气郁质（36.43分）、湿热质（35.23分）。电话随诊2个月，月经正常。

按语：验案中该患者阳虚体质，素体阴寒内盛不足以温煦脏腑，气血化生不足，难以充养冲任二脉，导致血海满溢延后，以致月经后期，量少。患者阳气不足，无以温煦血液，故色淡质稀，阳虚不能温煦子宫，故小腹隐隐作痛，得热痛减，喜温喜按，腰为肾之府，外府失养，故腰酸疲乏无力。患者舌淡，苔白，脉沉迟，均为虚寒之象，故治疗应温阳散寒，养血调经。生姜之性温和，含数种挥发油和姜辣素，辅以艾绒点燃可通过生姜纤维渗透到人体，通过经络穴位、艾灸、生姜多重作用进而对患者胞宫产生热效应，达到温经散寒的功效。温肾暖宫灸温煦胞宫及任脉，其主穴关元具有温暖胞宫、调理冲任气血之功效，配合温阳益肾灸温通督脉，温补肾阳而散寒。任脉总任一身之阴，为阴脉之海，督脉总督一身之阳，为阳脉之海，阴阳结合，相辅相成，纠正患者阳虚体质，使得胞宫脏腑得以温煦，冲任得以温养，气血得以化生，血海充溢而月经以时下，有效改善患者阳虚症状。

月经不调常与患者饮食不节、情绪不畅、外感风寒、邪阻经脉等因素有关。上述病因导致患者脏腑功能失常，气血失调，冲任督带损伤。《景岳全书》所言："调经之要，贵在补脾胃以资血之源，养肾气以安血之室。"女性以气血为用，以脏腑为本。脏腑化生气血，气血滋养灌溉脏腑。机体一旦失调，伤脏则及血，血亏则脏伤，故治疗中，脏腑气血是不可分的。阴阳调理灸具有温经活血、调经通脉、调整脏腑、补益气血、调和阴阳之功效，其灸法之温热作用通过经络及穴位的传导，可以温通气血，调理脏腑，明显提高月经不调的治疗效果，阴阳调理灸作为中医特色外治疗法，绿色安全，减少了西医的副作用，无明显不良反应，避免了患者对针刺的恐惧，患者易于接受，凭借绿色、安全的优势获得广大患者的青睐，充分体现了灸法的特色和优势，临床上也发现阴阳调理灸治疗该病，对相关症状改善明显，临床疗效甚好。

二、痛经

痛经是指女性月经期间或经行前后出现周期性小腹疼痛与坠胀感，有时伴腰骶酸痛或其他不适症状，甚至剧痛晕厥，影响正常工作及生活的疾病，又称经行腹痛。痛经分为原发性痛经和继发性痛经，其中原发性痛经占比较高，是指生殖器官无器质性病变者而出现痛经症状者，而继发性痛经多继发于生殖器官的某些器质性病变，如子宫内膜异位症、子宫腺肌病、子宫肌瘤等。痛经在我国发病率为33.19%，是青少年女性和成年女性最常见的病症之一，二者皆可参考本篇内容进行辨证论治。

痛经的发生与生活所伤、情志不畅、外感六淫、先天禀赋不足等因素导致冲任受损，气血运行不畅，不通则痛或者冲任、胞宫失养，不荣则痛有关。若素体禀赋虚弱或房劳多产、久病损耗导致肝肾亏虚，则精血亏少，经后血海空虚，冲任、胞宫失养发为痛经，或者素体脾胃虚弱，化源不足以及久病气血不足，均可导致胞脉空虚发为痛经。若由于忧思郁怒导致肝郁气滞、感受寒邪或过食生冷导致寒邪凝滞、素体湿热内蕴或经期产后调养不佳从而感受实热邪气导致湿热郁结，均可引起瘀血阻络，客于胞宫，损伤冲任，气血运行不畅发为痛经。本病病位在冲任与胞宫，基本病机为不通则痛或不荣则痛。

【辨证要点】

（1）寒凝血瘀证：小腹冷痛拒按，得热痛减，遇寒则甚，或伴周期延后，月经量少，色暗，有血块，畏寒肢冷，面色青白。舌暗，苔白，脉沉紧。

（2）气滞血瘀证：小腹胀痛或刺痛为主，经行不畅，经血量少，色紫暗，有血块，块下痛减，伴胸胁、乳房胀闷疼痛，平素情志抑郁或易怒。舌紫暗或有瘀斑瘀点，脉弦涩。

（3）湿热蕴结证：小腹疼痛或胀痛不适，伴有灼热感，或平时小腹疼痛，于经前疼痛加剧，有时疼痛可连及腰骶部，月经量多或经期延长，色暗红，质稠，或有血块，平素带下量多，色黄稠臭秽，或伴低热，脘腹痞闷，纳呆厌食，小便黄赤。舌红，苔黄腻，脉滑数或濡数。

（4）气血亏虚证：小腹隐痛下坠，喜按，月经量少，色淡，质清稀，神疲乏力，少气懒言，头晕心悸，面色苍白，失眠多梦，形体消瘦。舌淡，苔薄，脉细弱。

（5）肾气亏损证：小腹绵绵作痛，喜按，伴腰骶酸痛，月经量少，色淡暗，质清稀，头晕耳鸣，神疲乏力，面色晦暗，失眠健忘。舌淡红，苔薄白，脉沉细。

【阴阳调理灸治疗】

采用温肾暖宫灸治疗，每次灸40分钟。寒凝血瘀证、肾气亏损证配合温阳益肾灸；气滞血瘀证配合健脾理气灸；气血亏虚证配合培元固本灸；湿热蕴结证暂不予阴阳调理灸治疗。三伏和三九期间可根据症状选择温肾暖宫灸、培元固本灸、温阳益肾灸。

每次施灸期间间隔5~7天，6次为1个疗程，经行期间暂停施灸，治疗周期随症状灵活加减。

【注意事项】

（1）阴阳调理灸治疗痛经疗效良好，对于原发性痛经，经过有效且及时的治疗，可以痊愈，对于继发性痛经，及时诊断原发病变，通过辨证施治予以相应治疗，亦可取得疗效。

（2）治疗期间，应加强患者日常生活管理，避免过度劳累，注意休息，嘱患者保持心情舒畅，避免过度紧张，不宜滥用止痛药。

（3）患者日常生活中进行适度的有氧运动，增强体质。

（4）嘱患者日常生活中少食生冷寒凉之品以及刺激性食物，经期禁食上述之品，并注意经期卫生。

（5）施术前应告知受术者施灸过程，消除受术者对施灸的恐惧感或紧张感；施术中应密切关注受术者状态，防止温度过高或因受术者活动导致灸具脱落发生烧烫伤；施术后宜嘱受术者休息后缓慢坐起，继续休息5~10分钟后方可离开治疗室，避免体位性眩晕。

【验案举例】

患者，女，24岁，未婚，于2019年3月6日前来就诊，主诉：经行腹痛8年余。现病史：患者平素喜食生冷之品，于8年前开始出现经行腹痛，经前3天左右开始出现小腹冷痛，月经来潮后第1天疼痛最剧，之后逐渐缓解，疼痛剧烈时伴有冷汗，得热痛稍缓解，经血色暗有块，伴畏寒肢冷，面色青白。现症见精神一般，纳食欠佳，二便调，夜寐可，舌淡暗，苔白，脉沉紧。患者初潮14岁，有性生活史，无妊娠史，无流产史，既往无特殊病史。辅助检查：B超未见异常，妇科检查未见异常。采用视觉模拟评分量表（VAS）对患者痛经程度进行评估，评分为75分。中医诊断：痛经（寒凝血瘀证）。西医诊断：原发性痛经。采用温肾暖宫灸和温阳益肾灸交替进行，每次灸40分钟，每周1次，患者行经期间停止治疗，并嘱患者注意保暖，避食生冷，避免过度劳累，保持心情愉悦。通过1个疗程治疗，患者经行腹痛症状稍缓解，畏寒肢冷症状好转。通过3个疗程治疗，患者月经来潮时偶有腹痛，轻微可忍，视觉模拟评分量表（VAS）评分40分，精神佳，面色较

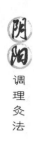

前红润，纳食可，畏寒肢冷症状基本消失，舌淡红，苔薄白，脉平。

按语： 验案中该患者平素喜食生冷之品，以致寒邪客于胞宫。血得寒则凝，凝则不通而滞，导致冲任瘀阻，血液运行不畅，患者经前及经期气血充溢下注冲任，加剧胞脉气血壅滞之势，不通则发为痛经。患者寒邪得热得温则化，瘀阻暂时得以通畅，故得热痛稍缓减，寒凝血瘀，冲任失畅，可见经色血暗有块，寒邪内盛，阳气被遏，温煦不行，故畏寒肢冷，面色青白。患者舌暗，苔白，脉沉紧，均为寒凝血瘀之象，故治疗应温经散寒，化瘀止痛。温肾暖宫灸温散胞宫寒邪，其主穴关元可疏肝健脾、调理气血，促进机体血液循环，改善子宫微循环状态，配合温阳益肾灸温补阳气，以散寒邪，缓解痛经症状，同时温肾暖宫灸温煦任脉，温阳益肾灸温通督脉，督脉、任脉皆起胞宫，督脉为"阳脉之海"，统领十二经脉之气，任脉为"阴脉之海"，调节十二经脉之血，二脉相互沟通，调节胞宫的阴阳消长及气血盈亏，阴阳调理灸一阴一阳相辅相成，调节阴阳平衡，以治病求本。

中医认为痛经系气血虚弱，胞宫失养或者冲任受损，血行不畅等因素引起，中医依据其症候特点将该病分为寒凝血瘀、气滞血瘀、湿热蕴结、气血亏虚与肾气亏损五类。阴阳调理灸法可以通过温热刺激体表穴位，达到通络温经、逐湿祛寒和活血行气等作用，灸之时的温热效应可经体表皮肤抵达深部，驱除经络中寒邪之气，发挥散寒祛瘀、调理冲任、行气活血、温补脾肾作用，此时阳气被充分激发，随血液循环遍布全身，发挥固阳营卫作用，缓解痛经疼痛不适症状。同时《素问·阴阳应象大论》云："阴阳者……治病必求于本。"故调节阴阳平衡有治病求本的意义。月经的形成是阴阳消长、气血盈亏的过程，痛经的发病是阴阳气血失衡的表现，督任二脉，一后一前，一阳一阴，调节着胞宫的气血平衡，对治疗痛经有重要意义。阴阳调理灸从任督阴阳入手调节全身气血的运行，在调理阴经之血的同时调节阳经之气，发挥阴阳互用的作用。目前临床上常予止痛药临时缓解疼痛，止痛效果虽好，但疗效难以维持，无法从根本上解决问题，若长期服用会有副作用，故具有一定局限性，阴阳调理灸利用生姜、艾绒的温热刺激与经络腧穴协同起效，能减轻患者疼痛程度及伴随症状，已经在临床的痛经治疗中取得了一定成果，是中医治疗痛经的有效手段。

三、经前期紧张综合征

经前期紧张综合征是指女性反复在黄体期发作，出现一系列精神（情感、行为）和躯体方面的不适症状，其症状轻重差异悬殊，往往随着月经来潮而减轻或消失的疾病。临床上相关伴随症状各异，可出现头痛、头晕、身痛、水肿、泄泻、乳房胀痛、盆腔坠胀感等，其次为精神症状，如烦躁易怒、抑郁、焦虑、失眠、注意力不集中等，一般多出现于经前1~2周，可不同程度影响女性的日常生活和工作。经前期紧张综合征在我国发病率约为41.9%。本病属于中医"经行头痛""经行眩晕""经行乳房胀痛"等范畴，皆可参考本篇内容进行辨证施治。

经前期紧张综合征的发生与患者经期及其气血的盈虚密切相关，女性情志失调、饮食所伤、素体虚弱、劳倦过度等均会引起该病。女性以血为用，肝藏血，肾藏精，精化血，脾生血统血，故该病涉及肝、脾、肾等脏，其中以肝为重中之重，其发病机制与肝失疏泄关系最为密切。女性情志不畅，肝气不舒，肝失于调达冲和之性，导致冲任气血失调，脏腑功能紊乱而发为本病。本病基本病机是冲任气血不和，脏腑阴阳失调。

【辨证要点】

（1）气滞血瘀证：月经来潮前出现乳房胀痛连及两胁，或乳头痒痛，疼痛拒按，甚则痛不可触衣，经行不畅，经前或经期小腹胀痛，经色紫暗，或有血块，伴胸胁胀满，精神抑郁或烦躁易怒。舌暗或有瘀点，脉沉弦。

（2）痰浊上扰证：月经来潮前出现头重眩晕，月经量少，色淡，平素带下量多，色白质黏稠，伴胸闷呕恶，纳呆腹胀，大便不爽。舌淡胖，苔厚腻，脉濡滑。

（3）肝肾阴虚证：月经来潮前出现两乳作胀作痛，乳房按之柔软无块，月经量少，色淡，伴双目干涩，口燥咽干，腰膝酸软，五心烦热。舌淡或舌红少苔，脉细数。

（4）气血不足证：月经来潮前出现头晕目眩，月经量少，色淡，质清稀，少腹绵绵作痛，伴怔忡心悸，神疲肢倦，少寐多梦，气短乏力，面色无华。舌淡，苔薄白，脉细弱。

【阴阳调理灸治疗】

采用温肾暖宫灸治疗，每次灸40分钟。气滞血瘀证配合健脾理气灸；痰浊上扰证配合温中祛湿灸；气血不足证配合培元固本灸；肝肾阴虚证采用培元固本灸。阴虚较甚者适当调整施灸时间，或暂缓施灸。三伏和三九期间根据症状选择温肾暖宫灸、培元固本灸、温阳益肾灸。

每次施灸期间间隔5~7天，6次为1个疗程，经行期间暂停施灸，治疗周期随症状灵活加减。

【注意事项】

（1）本病根据其辨证分型，早期及时治疗，一般预后良好，采用阴阳调理灸法治疗可以从整体出发调和阴阳，使脏腑气血平衡。

（2）本病与患者情绪和心理状态密切相关，治疗期间应嘱患者避免过度紧张，保持心情舒畅，劳逸适度。

（3）嘱患者在症状开始前减少饮含咖啡因的饮料以及减少酒精的摄入，行经前及经期忌食过咸、生冷、辛燥之品。

（4）平素适度运动，增强体质，还可进行瑜伽、气功等放松训练，并规律睡眠，充足的睡眠可缓解紧张与疼痛。

（5）施术前应告知受术者施灸过程，消除受术者对施灸的恐惧感或紧张感；施术中应密切关注受术者状态，防止温度过高或因受术者活动导致灸具脱落发生烧烫伤；施术后宜嘱受术者休息后缓慢坐起，继续休息5~10分钟后方可离开治疗室，避免体位性眩晕。

【验案举例】

患者，女，32岁，于2019年8月5日前来就诊。主诉：经前双侧乳房胀痛1年余。患者1年前因大怒生气后开始出现月经来潮前双侧乳房胀痛，疼痛连及两胁及腋窝，严重时疼痛不可触碰，经期后症状稍缓解，经行不畅，经血色紫暗有血块，伴心悸胸闷，烦躁易怒。现症见精神不佳，纳食一般，二便调，偶有失眠，舌暗红有瘀点，苔白，脉沉弦。患者初潮14岁，有妊娠史，无流产史，既往无特殊病史。辅助检查：乳腺彩超提示双乳未见占位异常，行心电图检查未见异常。根据《中医体质分类与判定》测定患者体质为气郁质（77.00分）、血瘀质（61.88分）、湿热质（40.86分）、气虚质（39.38分）、阳虚质（36.43分）、痰湿质（25.66分）。中医诊断：经行乳房胀痛（气滞血瘀证）。西医诊断：经前期紧张综合征。采用温肾暖宫灸配合健脾理气灸，每次灸 40 分钟，每周 1 次，患者行经期间停止治疗，并嘱患者劳逸适度，避免情绪激动，保持心情舒畅。通过 1 个疗程治疗，患者经前双侧乳房胀痛症状明显好转，经色红，血块减少。每值经前 1 周，进行 1 次阴阳调理灸治疗，连续 4 个月经周期，患者经前双侧乳房胀痛症状基本消失，心悸胸闷等症状好转，精神佳，纳食可，夜寐可，舌淡红，苔薄白，脉平和，《中医体质分类与判定》标准判定为气郁质（45.30 分）、血瘀质（41.68 分）、湿热质（30.84 分）、气虚质（29.58 分）、阳虚质（27.34 分）、痰湿质（25.34 分）。

按语： 验案中该患者大怒生气后，肝气郁结，肝失调达，冲脉隶于阳明而附于肝，经前、经行之时阴血下注冲任，冲气偏盛，循肝经上逆，肝经气血壅滞不行，而致乳络不畅，遂致经行乳房胀痛，经行后症状稍缓解；肝郁气滞，胞宫冲任之血阻滞，故经行不畅，经血色紫暗有血块；肝气不舒，气机不畅，故心悸胸闷，烦躁易怒；舌暗红有瘀点，苔白，脉沉弦，均为气滞血瘀之象，故治疗应理气活血化瘀。予以温肾暖宫灸温通胞宫，温煦任脉，调节十二经气血，使得气血通畅，其主穴关元是藏经蓄血之所，灸之可以补益气血，温通胞脉，同时配合健脾理气灸调理气机，使得气行则血行，同时健脾调经，脾胃健运功能正常，则气血生化有源，温通督脉，温补阳气，与温煦任脉相配合，使得阴平阳秘而治病于根本。

经前期紧张综合征与经期及其气血的盈虚、前后冲任变化较正常时急剧导致气血亏虚或者壅滞所致，其病理变化总属脏腑功能失调，阴阳失去原有的平衡协调状态。阴阳调理灸其总枢机为平衡阴阳，结合艾灸的温热性刺激作用、生姜艾绒的药理渗透作用、经络腧穴的主治作用来调和人体的阴阳平衡状态，灸法温热之力，可以使艾绒及生姜的温经散寒之功更有效地发挥，能够激发经气，从而促进经脉以及穴位发挥其自身功能，灸之补益气血，温通胞脉，调节相关激素水平，调节内分泌功能，从而发挥预防和治疗经前期紧张综合征的作用，因此在临床上颇受患者的认可。

四、闭经

闭经大体上可分为生理性闭经、原发性闭经、继发性闭经三种。生理性闭经是指妊娠、哺乳或绝经后无月经，不伴有其他不适症状者；原发性闭经是指女性年逾16岁，虽有第二性征发育但月经尚未来潮，或年逾14岁，尚无第二性征发育及月经；继发性闭经是指月经来潮后停止6个月经周期以上者。生理性闭经因先天性生殖器官发育异常，或后天器质性病变而闭经者，且药物治疗难以奏效者，不属本节阴阳调理灸治疗讨论范围。

闭经的发生以冲任气血失调为主因，分为虚实两端，实证可因平素精神抑郁或情志所伤导致肝气郁结，亦或经产内或经产外感受风寒湿冷导致血为寒凝，亦或素体肥胖或饮食劳倦导致脾虚湿盛而壅滞等原因引起冲任瘀滞，脉道不通，故经不得下；虚证可以素禀肾虚或者房事不节、产育过多而导致肾精亏损，亦或饮食劳倦、忧思过度损伤脾运导致气血生化乏源，亦或素体精血亏虚或者久病耗血、失血过多等导致精血匮乏等原因引起冲任血海空虚，无血可下。本病病位在胞宫，基本病机为血海空虚或脉道不通。

【辨证要点】

（1）气滞血瘀证：月经停闭数月，胸胁、少腹胀痛或刺痛，疼痛拒按，兼见精神抑郁，心烦易怒，时欲太息。舌紫暗或有瘀点，脉沉弦或涩而有力。

（2）寒凝血瘀证：月经停闭数月，小腹冷痛拒按，得热则痛减，兼见形寒，手足不温，面色青白。舌紫暗，苔白，脉沉紧。

（3）痰湿阻滞证：月经停闭数月，带下量多，色白质稠，兼见形体肥胖，肢体沉重，神疲乏力，胸满痰多，头晕目眩，纳呆便溏。舌淡胖且边有齿痕，苔白腻，脉滑。

（4）气血亏虚证：月经停闭数月，兼见心悸头晕，神疲乏力，倦怠懒言，少寐，食少纳呆，形体消瘦，面色萎黄，皮肤干枯，唇甲不华，发色不泽，毛发脱落，阴道干涩，生殖器官萎缩。舌淡，苔少，脉沉细弱。

（5）肾气亏虚证：月经初潮来迟，或月经后期量少，渐至闭经，伴腰膝酸软，头晕耳鸣，神疲乏力，小便频数，性欲降低。舌淡红，苔薄白，脉沉细。

【阴阳调理灸治疗】

采用温肾暖宫灸治疗，每次灸40分钟。气滞血瘀证配合健脾理气灸；痰湿阻滞证配合温中祛湿灸；气血亏虚证配合培元固本灸；寒凝血瘀证配合温阳益肾灸；肾气亏虚证配合培元固本灸。三伏和三九期间根据症状选择温肾暖宫灸、培元固本灸、温阳益肾灸。

每次施灸期间间隔5~7天，6次为1个疗程，行经期间暂停施灸，治疗周期随症状灵活加减。

【注意事项】

（1）闭经若久治不愈，可发展为不孕症，治疗时需结合妇科检查、辅助检查以明确病因临证治疗，并结合患者生活方式的合理调摄。

（2）平时注意避免过度劳累，保持充足睡眠，避免熬夜而加重病情。

（3）情志、环境、饮食等诸多因素均可导致此病反复，保持心情愉悦，长期精神抑郁或脾气暴躁会导致肝气郁结，影响卵巢功能加重闭经；平素注意保暖，尽量不食用生冷之品；注意营养的补充，不要过度节食减肥。

（4）闭经是女性常见的一种疾病，运用阴阳调理灸治疗本病，具有明显的优势，且疗效肯定，副作用小。

（5）施术前应告知受术者施灸过程，消除受术者对施灸的恐惧感或紧张感；施术中应密切关注受术者状态，防止温度过高或因受术者活动导致灸具脱落发生烧烫伤；施术后宜嘱受术者休息后缓慢坐起，继续休息5~10分钟后方可离开治疗室，避免体位性眩晕。

【验案举例】

患者，女，24岁，于2019年5月15日前来就诊。主诉：月经停闭半年余。患者1年半前开始减重，不食主食，体重减轻近15kg，继而开始出现月经量逐渐减少，渐至月经停闭，现月经已停闭半年，伴头晕眼花，面色萎黄，神疲乏力，心悸气短。现症见精神不佳，纳呆食少，少寐，小便可，大便干，舌淡，苔少，脉细弱。患者初潮14岁，无性生活史，既往无特殊病史。辅助检查：B超未见异常，妇科检查未见异常。根据《中医体质分类与判定》测定患者体质为气虚质（78.01分）、阳虚质（62.89分）、阴虚质（51.77分）、痰湿质（38.47分）、湿热质（37.34分）、血瘀质（26.57分）。中医诊断：经闭（气血两虚证）。西医诊断：继发性闭经。采用温肾暖宫灸配合培元固本灸，每次灸40分钟，每周1次，患者若行经，则行经期间停止治疗，并嘱患者恢复正常饮食，适当运动。通过1个疗程治疗，患者精神

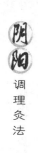

状态好转，神疲乏力、头晕眼花等症状缓解，面色稍红润，睡眠好转，二便调，继续治疗1个疗程后，患者精神佳，心悸气短等症状消失，纳食可，睡眠可，二便调，患者自觉小腹有轻微坠感，后于2019年7月20日，患者月经来潮，量正常，色红，经期无明显特殊不适，《中医体质分类与判定》标准判定为气虚质（47.12分）、阳虚质（43.78分）、阴虚质（41.68分）、痰湿质（37.57分）、湿热质（36.24分）、血瘀质（25.56分）。

按语：验案中该患者因过度节食导致脾胃虚弱，脾虚生化无力而气血生化无源，精血匮乏，冲任无以得到充养，血海空虚不能满溢，无血可下，故发为月经量逐渐减少渐至月经停闭；精血不足，上不能濡养脑髓清窍而头晕眼花，外不荣肌肤而面色萎黄；血虚内不养心神，故心悸气短少寐；脾虚运化失司，故纳呆食少；舌淡，苔少，脉细弱，均为气血两虚之象，故治疗应健脾益气，养血调经，予以温肾暖宫灸温养胞宫冲任之精血，温肾暖宫灸之主穴关元穴为足三阴经与任脉之交会穴，灸之可温阳冲任二脉，"任主胞胎"，对胞宫亦有治疗效果，同时配合培元固本灸健脾益气，气血得以有源，两灸相配，阴阳并调，使得阳扶气升、脏腑调和，使冲任得以通调，月事应时以下。

月事按时来潮的关键是冲任通调以及脏腑健运，从而气血得以生化。冲脉为血海，为十二经脉之海，五脏六腑皆禀焉，血不宁常因冲脉不和所致，故治冲为治血之要。任脉与冲脉以及督脉并称"一源三岐"，为阴脉之海，妇科之疾病多数由于冲任二脉的损伤而导致经、带、胎、产诸患，通过阴阳调理灸的温热刺激，不仅可以对冲任二脉发挥温养之功，而且还能起到温阳益气、调和脏腑、协调阴阳的效果。督脉为"阳脉之海"，有督领全身阳气，统率诸阳经的作用，阴阳调理灸通过对督脉进行施灸而达到通阳散寒之效，任脉与督脉结合治疗，调和阴阳，体现了中医治病求本的观念。

五、崩漏

崩漏是崩和漏的总称，女性在非行经期经血暴下不止谓之崩，女性在非行经期经血淋漓不断称为漏，二者常相互转化，故统称为崩漏，是月经周期、经期、经量严重紊乱的月经病。崩漏是妇科的常见病、多发病、疑难急重病，发病率为11%~13%，可发生于从月经初潮后至绝经的任何年龄，以青春期及围绝经期女性居多，本病病因多端、发病机制复杂、病情缠绵难愈，可引起贫血、继发感染、不孕，影响患者的生命质量和身心健康，甚至会导致大量出血从而危及患者生命。西医中无排卵型功能失调性子宫出血可参考本篇内容进行辨证施治。

崩漏的病因可分为热、虚、瘀三个方面，热证常因素体阳盛或者情志抑郁久而化火导致热伏冲任，破血妄行而成崩漏；虚证常因素体脾肾亏虚或者房劳多产伤肾、忧思过度亦或饮食不节伤脾，导致冲任不固而经血非时妄行；因瘀致崩漏者常因情志所伤，肝气郁结或者产后感受寒热邪气导致血脉瘀滞，瘀阻冲任，旧血不去，新血不来而发为崩漏。本病病位在胞宫，基本病机是冲任不固，血失统摄。

【辨证要点】

（1）血瘀证：经血非时而下，时下时止，行经日久又突然崩中漏下，或淋沥不尽，色紫暗，有血块，或伴有小腹不适，面色晦暗，唇甲青紫。舌紫暗，苔薄白，脉涩或细弦。

（2）实热证：经血非时暴下，或淋沥不尽又时而增多，血色深红或鲜红，质黏稠，或有血块，或伴面红目赤，烦热口渴，口渴喜冷饮，小便黄短，大便干结。舌红，苔黄，脉滑数。

（3）虚热证：经血非时而下，淋漓不尽，月经量少，血色鲜红，质黏稠，或伴五心烦热，咽干口燥，潮热盗汗，小便黄少，大便干燥。舌红，苔薄黄，脉细数。

（4）脾虚证：经血非时而下，暴下不止继而淋漓不断，血色淡，质清稀，或伴少气懒言，肢体倦怠，神疲气短，头晕心悸，形寒肢冷，面色㿠白，面浮肢肿。舌淡，苔薄白，脉弱或沉细。

（5）肾虚证：月经紊乱无期，出血淋沥不尽，月经量多，色淡，质清稀，伴畏寒腰酸，面色晦暗，小便清长，夜尿频多。舌淡，苔薄白，脉沉细。

【阴阳调理灸治疗】

采用温肾暖宫灸治疗，每次灸40分钟。血瘀证配合健脾理气灸；脾虚证配合培元固本灸；肾虚证配合温阳益肾灸。实热证和虚热证暂不予阴阳调理灸治疗。三伏和三九期间根据症状选择温肾暖宫灸、培元固本灸、温阳益

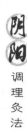

肾灸。

　　每次施灸期间间隔5~7天，6次为1个疗程，若行经，则行经期间暂停施灸，治疗周期随症状灵活加减。

【注意事项】

　　（1）本病是月经周期、经期和经量严重紊乱的病症，往往病程较长，反复难愈，虽属妇科急危重症，但只要治疗得当，善后调治，预后较好。

　　（2）崩漏表现为子宫出血，诊断时必须排除与妊娠和产褥有关的出血病变及全身性和器质性疾患。

　　（3）崩漏患者要注意经期前以及经期内忌碰冷水以及忌食生冷之品，经期避免房事，平时注意保证充足的睡眠。

　　（4）嘱患者平素清淡规律饮食，少食肥甘厚腻之品以及苦寒之物。

　　（5）施术前应告知受术者施灸过程，消除受术者对施灸的恐惧感或紧张感；施术中应密切关注受术者状态，防止温度过高或因受术者活动导致灸具脱落发生烧烫伤；施术后宜嘱受术者休息后缓慢坐起，继续休息5~10分钟后方可离开治疗室，避免体位性眩晕。

【验案举例】

　　患者，女，45岁，于2019年4月23日前来就诊。主诉：月经紊乱4月余。患者4个月前开始出现月经紊乱，常10~15天一至，经期15天左右，经血色淡红，量多质稀，患者末次月经2019年4月16日，月经淋沥至初诊时未净，伴神疲乏力，面色晦暗，气短懒言，腰膝酸软。现症见精神不佳，纳食不佳，少寐，小便清长，夜尿频多，大便稀溏，舌淡暗，苔薄白，脉沉细。患者初潮14岁，有妊娠史，有流产史，无其他特殊病史。辅助检查：B超未见异常，妇科检查未见异常。根据《中医体质分类与判定》测定患者体质为阳虚质（79.21分）、气虚质（67.32分）、阴虚质（41.57分）、痰湿质（35.65分）、湿热质（33.52分）、血瘀质（21.47分）。中医诊断：崩漏（肾虚证）。西医诊断：子宫异常出血。采用温肾暖宫灸配合温阳益肾灸，每次灸40分钟，每周1次，患者若行经，则行经期间停止治疗，第一次治疗后患者阴道出血增加，第二次治疗后患者阴道出血明显减少，通过1个疗程治疗，患者神疲乏力，气短懒言，腰膝酸软等症状较前好转，面色稍红润，睡眠好转，二便调。继续治疗1个疗程后，患者精神佳，纳食佳，月经周期、经量、经色等正常，其余不适症状均消失，《中医体质分类与判定》标准判定为阳虚质（48.32分）、气虚质（46.43分）、阴虚质（32.67分）、痰湿质（31.76分）、湿热质（29.62分）、血瘀质（21.43分）。随访半年，患者崩漏未再复发。

按语： 验案中该患者禀赋不足，房劳多产伤肾，肾气渐虚，阳气不足，冲任失固，不能制约经血而致崩漏；肾阳虚弱，肾气不足，封藏失司，冲任不固，故月经紊乱，淋沥不尽；阳虚火衰，胞宫失于温煦，故经血色淡红，量多质稀；气血不足，无以充养清窍肌肤肢体，故神疲乏力，气短懒言，面色晦暗；肾之外府腰失于温煦，故腰膝酸软；舌淡暗，苔薄白，脉沉细，均为肾虚之象。故治疗应温阳益肾，止血调经，予以温肾暖宫灸温补胞宫之精血，其主穴关元灸之可以健脾益气养血，更好地改善患者崩漏症状，同时配合温阳益肾灸温补肾阳，填精补髓，同时温肾暖宫灸在任脉上施灸，温阳益肾灸在督脉上施灸，任脉为阴脉之海，总司精、血、津、液一身之阴。督脉为"阳脉之海"，总督全身之阳，其又与任脉相通，使一身阴阳平衡协调，因此阴阳调理灸温通任督二脉循行所过之处，发挥协调阴阳、温通气血、调理脏腑的作用。以生姜打碎成泥置于经脉之上，再于其上置以辛温通阳、温通十二经的艾绒，点火熏灼，多重作用同时齐发，以治崩漏于根本。

崩漏的发生与冲任二脉受损，子宫藏泻失常，经血失约关系密切。西医学研究表明，艾绒燃烧生成物中的甲醇提取物还可以清除自由基，施灸可以使皮肤中过氧化脂质显著减少，艾绒燃烧生成物中的过氧化物质在施灸穴位皮肤上附着，通过燃烧艾绒所产生的热渗透进入机体内而发挥作用，阴阳调理灸法可以发挥药物和物理的复合作用，通过艾灸的热能和药力效用，可以温阳益气，调理冲任胞宫的寒热虚实，以治疗崩漏。阴阳调理灸法具有操作方便、不良作用少、疗效确切等优势，临床上通过辨证论治，施以相应的灸法，改善了许多崩漏患者的阴道异常出血症状，使得患者月经经期及经量均恢复正常。在符合现代健康理念的基础上，为崩漏患者提供了新的治疗方法。

六、绝经前后诸证

绝经前后诸证是指女性在绝经期前后，伴随月经紊乱或月经停止出现的一系列不适症状，临床以烘热汗出，烦躁易怒，潮热面红，失眠健忘，精神倦怠，头晕目眩，耳鸣心悸，腰背酸痛，手足心热等症状为主要表现。我国年龄范围在40~55岁的女性中约有80%会出现上述不适症状。古代医籍称为"百合病""脏躁"等，西医认为该病是因为卵巢功能衰退，随后表现为下丘脑-垂体功能退化，西医称之为围绝经期综合征，可参考本篇内容进行辨证施治。

绝经前后诸证的发生常与先天禀赋、情志内伤、劳逸失常、经孕产乳所伤等因素有关，以肾虚为主因。《黄帝内经》载："二七而天癸至，太冲脉盛，月事以下，故有子……七七任脉虚，太冲脉衰少，天癸竭，地道不通，故形坏而无子。"女子从二七之年开始经过经、带、胎、产、乳，直到七七之年，肾气渐衰，天癸将竭，冲任二脉逐渐亏虚，导致精血不足，月经将断而绝经。在此生理转折时期，女性受身体内外环境的影响，易出现肾阴不足、肾阳潜藏，或肾阳虚衰、经脉失于温阳等肾阴阳平衡失调的现象，进而出现一系列围绕绝经时期前后的不适症状。本病病位在肾，基本病机是肾精不足，冲任亏虚。

【辨证要点】

（1）肾阴虚证：绝经前后，月经周期紊乱，量少或多，色鲜红，伴头晕耳鸣，腰腿酸软，烘热汗出，五心烦热，健忘失眠多梦，口燥咽干，或皮肤瘙痒。舌红，苔少，脉细数。

（2）肾阳虚证：绝经前后，月经周期紊乱，量少或多，色淡，质清稀，带下量多，伴腰痛如折，形寒肢冷，面色晦暗，头晕耳鸣，精神萎靡，小便频数或失禁，大便溏薄。舌淡，苔白滑，脉沉细而迟。

（3）肾阴阳俱虚证：绝经前后，月经周期紊乱，量少或多，伴乍热乍寒，烘热汗出，头晕心烦，耳鸣健忘，腰背冷痛，肢冷尿长，大便溏薄。舌淡胖大，苔薄白，脉沉细弱。

（4）心肾不交证：绝经前后，月经周期紊乱，量少或多，色鲜红，伴心烦失眠，惊悸多梦，头晕耳鸣健忘，腰酸乏力，五心烦热，口燥咽干，潮热盗汗。舌红，苔少，脉细数。

【阴阳调理灸治疗】

采用温肾暖宫灸治疗，每次灸40分钟。肾阳虚证和肾阴阳俱虚证配合温阳益肾灸。肾阴虚证和心肾不交证，阴虚较甚者适当调整施灸时间，或暂缓施灸。三伏和三九期间根据症状选择温肾暖宫灸、培元固本灸、温阳益肾灸。

每次施灸期间间隔5~7天，6次为1个疗程，若行经，则行经期间暂停施灸，治疗周期随症状灵活加减。

【注意事项】

（1）本病持续时间长短不一，短则数月，长者数年，如未及时施治或因误治易发生贫血、心悸、骨质疏松症等疾患，应注意及时治疗。

（2）阴阳调理灸治疗本病效果良好，同时要注意配合心理疏导，保持患者情绪稳定。

（3）嘱患者在绝经前后适当进行运动，增强免疫力，加快血液循环，使气血更加通畅。

（4）绝经前后患者应规律饮食，尽量不食用高脂肪、高盐高糖之物，多吃粗粮和蔬菜。

（5）施术前应告知受术者施灸过程，消除受术者对施灸的恐惧感或紧张感；施术中应密切关注受术者状态，防止温度过高或因受术者活动导致灸具脱落发生烧烫伤；施术后宜嘱受术者休息后缓慢坐起，继续休息5~10分钟后方可离开治疗室，避免体位性眩晕。

【验案举例】

患者，女，48岁，于2020年6月17日前来就诊。主诉：月经周期时有紊乱1年余。患者1年前无明显诱因出现月经周期时有紊乱，量中等，色淡红，质清稀，末次月经：2020年5月30日，平素带下量多，伴头晕耳鸣，四肢末端发凉，神疲乏力，经期症状加重。现症见精神萎靡，纳食不佳，少寐，小便频数，夜尿多，食凉后大便稀溏，舌淡红，苔白滑，脉沉弱。患者初潮14岁，有妊娠史，无流产史，无其他特殊病史。辅助检查：妇科检查未见明显异常。根据《中医体质分类与判定》测定患者体质为阳虚质（78.32分）、气虚质（68.43分）、阴虚质（42.67分）、痰湿质（34.56分）、湿热质（33.32分）、血瘀质（20.37分）。中医诊断：绝经前后诸证（肾阳虚证）。西医诊断：围绝经期综合征。采用阴阳调理灸配合心理疏导，采用温肾暖宫灸配合温阳益肾灸，每次灸40分钟，每周1次，患者若行经，则行经期间

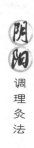
停止治疗，并嘱患者保持心情舒畅，避免情绪激动。通过1个疗程治疗，患者腰膝冷痛减轻，睡眠好转，纳食可，二便调，舌淡红，苔薄白，脉平。继续治疗1个疗程后，患者头晕耳鸣、四肢末端发凉、腰膝发凉等症状好转，精神佳，寐可。《中医体质分类与判定》标准判定为阳虚质（48.32分）、气虚质（46.43分）、阴虚质（32.67分）、痰湿质（31.76分）、湿热质（29.62分）、血瘀质（21.43分）。

按语： 验案中该患者时处绝经前后，肾阳肾气虚衰，命门火衰，冲任失调，脏腑失于温煦，遂致绝经前后诸症。绝经前后，肾气渐衰，肾主骨生髓，腰为肾之外府，肾虚则髓海、外府失养，故腰膝冷痛、头晕耳鸣；肾阳虚衰下焦失于温煦，膀胱气化失常，关门不固，故小便频数，夜尿多；气化失常，水湿内停，下注冲任，损伤带脉，约束无力，故带下量多；肾阳虚冲任失司，故月经周期紊乱；血失阳气温化，故色淡红，质清稀；肾阳虚少，命门火衰，阳气不能外达，经脉失于温煦，故手足末端发凉，神疲乏力；舌淡红，苔白滑，脉沉弱，均为肾阳虚之象。故治疗应温肾壮阳，填精养血，予以温肾暖宫灸温暖胞宫，调和任脉气血，同时配合温阳益肾灸温通督脉，调动人体一身之阳气，补肾扶阳，阴阳相配纠正绝经前后女性肾中阴阳失调的状态，改善绝经前后诸证。

女性到更年期，肾脏功能都已处于虚衰状态，阴阳失去平衡，机体自我调节能力将力求保持"阴平阳秘"的状态。但是正由于肾精、肾气的衰少，加上外邪侵袭、生活环境、情志因素等影响导致新的"阴平阳秘"的状态出现失衡。《素问·阴阳应象大论》云："阴胜则阳病，阳胜则阴病。"肾之阴阳的失和，使脏腑气血功能失调。因此女性在绝经前后，肾精、肾气日渐衰退，冲脉、任脉空虚，精血亏虚，不能濡养脏腑，阴阳失去平衡，导致心、肝、脾等脏腑功能失调，因而发病。绝经前后女性至"七七"之年，肾气亏虚、天癸渐竭、冲任失衡，阴亏累及阳损，真阴真阳不足，不能濡养、温煦脏腑而致其功能失常，出现一系列病理变化总属阴阳失衡、脏腑功能失调的症状，因此围绝经期失眠的阴阳失调主要表现为阴阳俱虚、阴虚更甚的状态。阴阳调理灸以艾灸疗法为基础，通过艾绒在穴位上燃烧产生的温热刺激，以平衡阴阳为枢机，结合施灸部位经络、腧穴的作用来调和人体阴阳平衡。任脉为阴脉之海，可调理全身阴经之气血，且任脉汇集上焦之宗气、中焦水谷之气及下焦原气三焦之气，且诸多募穴都在任脉上，与脏腑联系密切，温肾暖宫灸气海、关元等穴联用，可同时培补先天与后天。督脉乃阳脉之海，入络于脑，温阳益肾灸温通督脉可以调节脑之功能，激发人体阳气，调整脏腑功能。阴阳调理灸既可鼓动阳气，也可同时促进阴精的生成，补阴以纳阳，潜阳以入阴，调节一身阴阳平衡，从而解决围绝经期女性的一系列不适症状。

七、带下病

带下病是指女性白带量明显增多或减少，白带的色、质、气味发生异常，或伴全身或局部症状的一类疾病，又称"带证""下白物"等。本病属于中医妇科多发病和常见病，也是女性经、带、胎、产四大病之一。随着社会的进步，人类生活水平的提高，近年来该病的发病率呈逐年上升趋势。西医的阴道炎、宫颈炎、盆腔炎等引起女性阴道分泌物异常者可参考本病辨证论治。

带下病的发生与感受湿邪、饮食劳倦、素体虚弱等有关。带下过多以湿邪为主因，常伴有内在的脾肾功能失常，如饮食不节、忧思过度致脾虚运化失职而湿浊内停，或者房劳多产、年后体虚、素禀肾虚等致气化失常而水湿下注。患者外感湿热之邪，内因脾肾不足，从而发生带下过多。带下过少以阴精不足为主因，肝肾亏虚或年老久病，或情志内伤而气滞血瘀，或经产后感受寒邪而旧血内留致精亏血枯。

【辨证要点】

1.带下过多

（1）湿热下注证：带下量多，色黄或呈脓性，质黏稠，气味臭秽，外阴瘙痒或阴中灼热，小腹作痛。伴全身困重乏力，胸闷脘痞纳呆，口苦而黏，小便黄少，热色不畅，大便黏滞难解。舌红，苔黄腻，脉滑数。

（2）脾虚湿盛证：带下量多，色白，质稀薄，如涕如唾，绵绵不断，无臭味。伴面色萎黄或㿠白，神疲倦怠，嗜睡乏力，少气懒言，纳少便溏。舌胖质淡，苔薄白或白腻，脉细缓。

（3）肾阳虚证：带下量多，色淡，质稀薄如水，绵绵不断。伴面色晦暗，腰膝酸软，形寒肢冷，小腹冷感，夜尿频，小便清长，大便溏薄。舌淡，苔白润，脉沉迟。

2.带下过少

（1）血瘀津亏证：带下量少，阴道干涩，性交疼痛，经量少或闭经，小腹或少腹疼痛拒按。伴情志抑郁，急躁易怒，胸胁、乳房胀痛。舌紫暗，或舌边瘀斑，脉弦涩。

（2）肝肾亏损证：带下量少，甚至全无，无臭味，阴部干涩或瘙痒，甚则阴部萎缩，性交涩痛。伴烘热汗出，夜寐不安，头晕耳鸣，腰膝酸软，小便黄，大便干结。舌红少津，苔少，脉沉细。

【**阴阳调理灸治疗**】

1.带下过多

采用温肾暖宫灸治疗，每次灸40分钟。脾虚湿盛证配合温中祛湿灸；肾阳虚证配合温阳益肾灸；湿热下注证暂不予阴阳调理灸治疗。三伏和三九期间根据症状选择温肾暖宫灸、培元固本灸、温阳益肾灸。

每次施灸期间间隔5~7天，6次为1个疗程，若行经，则行经期间暂停施灸，治疗周期随症状灵活加减。

2.带下过少

采用温肾暖宫灸治疗，每次灸40分钟。血瘀津亏证配合健脾理气灸；肝肾亏损证配合培元固本灸。三伏和三九期间采用培元固本灸固护正气。

每次施灸期间间隔5~7天，6次为1个疗程，若行经，则行经期间暂停施灸，治疗周期随症状灵活加减。

【**注意事项**】

（1）阴阳调理灸治疗本病有较好的效果，同时要明确病因，并及时治疗，则预后良好。若治疗不及时或治疗不彻底，病程迁延日久，则易反复发作，导致月经不调、盆腔疼痛和不孕症等多种疾病。

（2）治疗本病时要嘱患者养成良好的卫生习惯，保持会阴部清洁干燥卫生。

（3）嘱患者平素清淡饮食，忌食辛辣生冷刺激性食物。

（4）注意保持心情愉快，劳逸适度，起居有常，以强体魄，防止外邪侵入。

（5）施术前应告知受术者施灸过程，消除受术者对施灸的恐惧感或紧张感；施术中应密切关注受术者状态，防止温度过高或因受术者活动导致灸具脱落发生烧烫伤；施术后宜嘱受术者休息后缓慢坐起，继续休息5~10分钟后方可离开治疗室，避免体位性眩晕。

【验案举例】

患者，女，30岁，于2020年7月12日前来就诊。患者平素饮食不规律，于1年前开始出现白带量增多，质地稀薄，色白如涕，绵绵不绝，无臭味，平素四肢无力，少气懒言，面色萎黄，纳少乏味，小便可，大便稀溏，多寐。舌淡胖，苔薄白，脉细缓。患者初潮14岁，有性生活史，有妊娠史，无流产史，既往无特殊病史。辅助检查：阴道见大量白色分泌物，其余未见明显异常。中医诊断：带下病（脾虚湿盛证）。西医诊断：阴道炎。采用温肾暖宫灸和温中祛湿灸交替进行，每次灸40分钟，每周1次，4次治疗为1个疗程。患者行经期间停止治疗，并嘱患者养成良好的生活卫生习惯，保持会阴部清洁干燥卫生。通过1个疗程治疗，患者带下量明显减少，四肢无力症状减轻，面色稍红润。2个疗程治疗后，患者白带恢复正常，少气懒言、神疲乏力等症状消失，精神佳，纳可，二便调，寐可。舌淡红，苔薄白，脉细。随访半年，未复发。

按语：本案患者平素饮食不规律，损伤脾气，脾阳不振，运化失职，湿浊停聚，流注下焦，伤及任带，任脉不固，带脉失约，而致带下过多。脾虚中阳不振，则面色萎黄，神疲乏力，少气懒言，纳少乏味。舌淡胖，苔薄白，脉细缓，均为脾虚湿盛之象，故治疗应健脾益气，升阳除湿。予以温肾暖宫灸温中暖胞、调补冲任，配合温中祛湿灸温暖脾胃。升提患者阳气，脾脏得以调补，则湿邪可除，患者带下过多的症状得以改善。

带下病责于湿邪偏胜或脏腑虚损。《素问·调经论》言五脏健康，能正常发挥其生理功能是因为经脉通利，气血运行通畅。气血和而百病不生，治病应注意行气活血，保持人体脉道通利，气血的运行畅通无阻，才能保证各个脏腑的生理功能正常发挥。神阙为命蒂，汇聚全身元气，为人一身之根本，具有温补元阳、复苏固脱的作用，故将其作为培元固本灸的中心点。关元为足三阴经与任脉之交会穴，具有培元固精、理血暖宫的作用，故将其作为温肾暖宫灸的中心点。中脘为胃募穴、腑会，可调理中焦、健脾和胃，通调水道，故将其作为温中祛湿灸的中心点。命门为督脉之穴，可

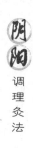

温肾扶阳填精，故将其作为温阳益肾灸的中心点。目前西医治疗带下病主要采用抗感染治疗，应用抗生素治疗本病，轻者给予口服用药，重者采用静脉用药及联合用药，但副作用大，容易产生耐药性，并且患者依从性较差。应用阴阳调理灸温养通调人体经脉百络，温养补充人体的元气，调和人体阴阳，充分发挥中医药优势，能够改善患者临床症状，从根本治疗带下病。

八、不孕症

不孕症分为原发性不孕和继发性不孕。原发性不孕是指女子婚后性生活正常未避孕，配偶生殖功能正常，同居1年以上而未受孕者。继发性不孕是指曾有过妊娠者，而后未避孕2年以上未再受孕者。前者古称"全不产"，后者古称"断绪"。近年来，随着社会的不断进步，人们生活工作压力不断增加，不孕症的患病率呈逐年上升趋势。根据相关数据显示，目前不孕症在育龄女性中的患病率大约为10%。西医学中因排卵障碍、输卵管堵塞、子宫肌瘤等所致不孕者，皆可参考本病辨证论治。

不孕症的发生与先天禀赋不足、房事不节、反复流产、久病大病、情志内伤、饮食不节及外伤等有关，肾气不足为主因。可因先天肾虚或房劳多产导致冲任虚衰，肾阳不足而不能成孕，亦或情志所伤，肝郁气滞致冲任失和，胎孕不受，亦或思虑劳倦伤及脾阳，脾虚水湿内停而壅滞冲任，而致不孕，亦或流产过多，旧血内停或经行产后，邪入胞宫而致血瘀，冲任、胞宫受阻以致不孕。本病病位在胞宫，基本病机为肾气不足，冲任气血失调。

【辨证要点】

（1）痰湿内阻证：婚久不孕，经行延后，甚或闭经，带下量多，色白，质黏稠。伴形体肥胖，胸闷纳呆泛恶，倦怠嗜睡，心悸头晕。舌淡胖，苔白腻，脉滑。

（2）肝气郁结证：婚久不孕，月经后期或经期先后不定，月经量少，色暗，有血块，经行腹痛，或经前乳房胀痛，胸胁胀满不舒。伴精神抑郁，烦躁易怒，善太息。舌淡红，苔薄白，脉弦。

（3）瘀阻胞宫证：婚久不孕，月经后期，量或多或少，色紫暗，有血块。可伴痛经，块下痛减，平素小腹或少腹疼痛，或肛门坠胀不适，性交痛。舌紫暗，边有瘀点，脉弦涩。

（4）肾虚胞寒证：婚久不孕，月经后期，量少色淡。伴精神萎靡，面色晦暗，腰膝酸软，形寒肢冷，小便清长，大便溏薄，性欲淡漠。舌淡，苔薄白，脉沉细。

【阴阳调理灸治疗】

采用温肾暖宫灸治疗，每次灸40分钟。痰湿内阻证配合温中祛湿灸；肝气郁结证配合健脾理气灸；肾虚胞寒证配合温阳益肾灸；瘀阻胞宫证仅施以温肾暖宫灸。三伏和三九期间根据症状选择温肾暖宫灸、培元固本灸、温阳益肾灸。

每次施灸期间间隔5~7天，6次为1个疗程。若行经，则行经期间暂停施灸，治疗周期随症状灵活加减。

【注意事项】

（1）不孕症的病因复杂，临床表现纷繁多样，需要详问病史，认真查体，明辨病因，分析病位，且要排除男方原因及自身生殖系统器质性不孕。

（2）治疗不孕症期间，要注意情志调节，节制房事。

（3）患者应加强运动，增强体质，提高免疫力，加速血液循环，改善盆腔血运，利于排卵。

（4）患者日常生活中应注意经期卫生，调节生活规律和作息时间，保证排卵的质量。

（5）施术前应告知受术者施灸过程，消除受术者对施灸的恐惧感或紧张感；施术中应密切关注受术者状态，防止温度过高或因受术者活动导致灸具脱落发生烧烫伤；施术后宜嘱受术者休息后缓慢坐起，继续休息5~10分钟后方可离开治疗室，避免体位性眩晕。

【验案举例】

患者，女，30岁，于2020年3月2日前来就诊。患者于7年前结婚，夫妻生活规律，未避孕，7年未孕。平素月经不规律，月经后期，40~70天一行，量少，色淡红，质稀，末次月经为2020年2月3日。伴腰膝酸冷，面色晦暗，精神萎靡，纳食欠佳，小便清长，大便溏薄，寐少。舌淡，苔薄白，脉沉弱细。患者初潮14岁，有性生活史，无妊娠史，无流产史，既往在外院诊断为多囊卵巢综合征。中医诊断：不孕症（肾虚胞寒证）。西医诊断：多囊卵巢综合征。采用温肾暖宫灸配合温阳益肾灸，每次灸40分钟，每周1次，4次治疗为1个疗程。患者若行经，则行经期间停止治疗，并嘱患者保持心情舒畅。通过1个疗程治疗，患者腰膝酸冷症状减轻，面色稍红润，精神、纳食、睡眠好转。患者月经自行来潮，末次月经2020年3月26日，于2020年4月2日月经干净第2天开始第2个疗程治疗，本周监测卵泡可见优势卵泡且排卵正常，指导患者同房。2020年5月3日尿妊娠试验阳性，2020年5月18日B超示宫内早孕。后期随访，患者于2021年1月3日顺产男婴1名，体健。

按语： 本案患者肾阳不足，冲任虚寒，胞宫失于温煦，故婚久不孕；阳虚内寒，天癸迟至，冲任血海空虚，故月经后期；肾阳虚外府失于温煦，故腰膝酸冷；火不暖土，脾阳不足，故大便溏薄；膀胱失约，故小便清长；肾阳虚衰，血失温养，脉络拘急，血行不畅，故面色晦暗，经少色淡质稀。舌淡，苔薄白，脉沉弱细，均为肾虚胞寒之象，故治疗应温肾助阳，调补冲任。予以温肾暖宫灸暖宫助孕，配合温阳益肾灸补益命门，温肾助阳，促使患者成功受孕。

肾阳的温煦作用正常，可以促进天癸泌至。冲任二脉得以相资，血海满溢，月经依时来潮。肾主封藏，将五脏的水谷精微封存于内，可以防止肾阴被过度消耗，充养卵子形成所需的精微物质，同时肾司开阖，主胞宫藏泄有时，使子宫内膜出现节律性的增生和脱落，避免月经非时妄下。不孕症的病位在肾，当肾阳虚损、胞宫受损时，可导致气血失调，无法温煦卵子，卵子数量减少、质量下跌，卵泡排出无力，冲任胞脉失养，天癸迟至，造成月经延后、经量过少、胞宫胞脉寒冷的情况，导致受孕困难。只有在肾阳充盛的情况下，月经规律来潮，卵子得到固护温养，才能营造出良好的生殖环境，成功受孕。根据中医辨证分型，在腹部施以温肾暖宫灸可温肾阳，暖胞宫，益气和血，使冲脉盛，任脉通，配合温中祛湿灸可健脾化湿调经，配合温阳益肾灸可温肾助阳，调补冲任，配合健脾理气灸可理气解郁，理血调经。并且阴阳调理灸通过产生持续的温热刺激，可以对子宫内膜的厚度进行改善，刺激卵泡发育成熟，增加卵巢组织中的血流灌注，促使患者正常排卵。阴阳调理灸配合中医辨证的优势，根据患者的证型施以不同的灸法，可以最大限度发挥其疗效。

第六节 神经系统疾病

一、眩晕

眩晕是以头晕目眩、视物旋转为主症的疾病，又称"头眩""掉眩""冒眩""风眩"等。眩晕分为中枢性眩晕和周围性眩晕。眩晕的发生常与忧思恼怒、嗜食厚味、劳伤过度、头脑外伤等因素有关。本病病位在脑，与肝、脾、肾相关。虚证的基本病机为气血虚衰或肾精不足，清窍失养，实证多与风、火、痰、瘀扰乱清窍有关。

西医学认为眩晕多见于高血压病、梅尼埃病、颈椎病、良性发作性位置性眩晕病、椎-基底动脉供血不足、贫血、脑血管病等。阴阳调理灸一般用于治疗良性发作性位置性眩晕病、贫血等导致的眩晕。

【辨证要点】

1.实证

（1）肝阳上亢证：眩晕耳鸣，头目胀痛，烦躁易怒，失眠多梦，面红目赤，口苦。舌红，苔黄，脉弦数。

（2）痰湿中阻证：头重如裹，视物旋转，胸闷恶心，呕吐痰涎，口黏，纳差。舌淡，苔白腻，脉弦滑。

（3）瘀血阻窍证：眩晕头痛，耳鸣耳聋，失眠，心悸，精神不振，面唇紫暗。舌暗有瘀斑，脉涩或细涩。

2.虚证

（1）气血亏虚证：头晕目眩，面色淡白或萎黄，神倦乏力，心悸少寐，腹胀纳呆。舌淡，苔薄白，脉弱。

（2）肾精不足证：眩晕久发不已，视力减退，少寐健忘，心烦口干，耳鸣，神疲乏力，腰酸膝软。舌红，苔薄，脉弦细。

【阴阳调理灸治疗】

实证之痰湿中阻证采用温中祛湿灸治疗，每次灸40分钟。虚证之气血亏虚证采用培元固本灸；肾精不足证采用温阳益肾灸；瘀血阻窍证采用健脾理气灸。肝阳上亢证暂不予阴阳调理灸。三伏和三九期间根据症状选择培元固本灸、温阳益肾灸。

每次施灸间隔5~7天，6次为1个疗程，治疗周期随症状灵活加减。

【注意事项】

（1）采用阴阳调理灸治疗本病以调整体质偏颇，控制症候表现为基本目的，对于脑出血急性期等眩晕急重症不适宜采用阴阳调理灸法治疗。

（2）饮食上忌食生冷刺激、油腻食品。避风寒、慎起居、调控情绪。

（3）在治疗的同时应注意做相关检查，以确定病因。如测查血色素、红细胞计数，测定血压、心电图、电测听、脑干诱发电位、眼震电图及颈椎X光片等，如需要还应作CT、MRI。应注意与中医的中风、厥证鉴别。

（4）施术前应告知受术者施灸过程，消除受术者对施灸的恐惧感或紧张感；施术中应密切关注受术者状态，防止温度过高或因受术者活动导致灸具脱落发生烧烫伤；施术后宜嘱受术者休息后缓慢坐起，继续休息5~10分钟后方可离开治疗室，避免体位性眩晕。

【验案举例】

患者，男，49岁，于2018年7月4日前来就诊。患者诉2018年5月无明显诱因出现头晕，症状呈间断性，发无定时，每次持续10分钟左右，伴视物旋转。平素精神欠佳，疲乏无力，容易劳倦，视物旋转，胸闷恶心。舌淡，苔白腻，脉弦滑。曾于我院接受针灸常规治疗及改善循环、营养神经对症治疗后，症状好转。既往史：高血压病史10年，既往服用苯磺酸氨氯地平片，每日1次，1次1片，收缩压最高达180mmHg，既往血压控制一般。否认其他特殊病史。2018年6月2日外院查颅脑+颈椎MRI显示左侧额叶缺血（少许）；椎间盘变性；C4/C5椎间盘向后突出。颈部血管彩超显示双侧颈部大血管斑块形成，双侧椎动脉及基底动脉血流阻力指数增高。眼震电图显示左侧前庭功能兴奋性偏低。中医诊断：眩晕（痰湿中阻证）。西医诊断：良性阵发性位置性眩晕病；颈椎病；动脉粥样硬化引起的脑供血不足；高血压病3级（极高危）。采用温中祛湿灸配合常规针氧疗法，嘱患者进行日常前庭功能锻炼，行颈椎活动操，每天1次。阴阳调理灸每周1次，针氧疗法每周3次。通过以上治疗，患者眩晕较前好转，未诉特殊不适。经过多次治疗后，患者诉眩晕症状较前缓解，眩晕发作次数明显减少且发作时间减短，精神状态好转，二便正常，纳可，夜寐安。舌质淡红，苔薄白，脉细。

按语：《素问·至真要大论》言："诸风掉眩，皆属于肝。"于是常常有言"无风不做眩"。肝阳上亢，或夹风，或夹痰，是导致眩晕产生的重要病机之一。《灵枢·口问》言："故上气不足，脑为之不满，耳为之苦鸣，头为之苦倾，目为之眩。"《灵枢·海论》："髓海不足，则脑转耳鸣，胫酸眩冒。"或正气不足，或髓海空虚，《内经》已深刻认识到虚则不足而致眩晕产生的病机，为"无虚不做眩"观点的产生奠定了基础。诸多疾病与眩晕关系密切，尤以高血压病、良性阵发性位置性眩晕病以及脑血管病为主。

脾胃为中焦水液运输的枢纽。脾主运化，为后天之源，脾胃运化的水谷精微荣养清窍，脾病则运化不能，清窍失养。同时，脾为生痰之源，脾虚湿困，酿生痰浊，或中阻脾胃，影响水谷精微的输布，或阻滞经络，气血运行不畅。选取阴阳调理灸之温中祛湿灸，覆盖中脘、天枢等健脾化湿的要穴，温化痰饮，同时以艾之灸火，可助脾气，助运化，故温中祛湿灸对痰湿中阻之眩晕疗效佳。食入于胃，浊气归心，淫精于脉。脾胃为后天之本，气血化生之源，故温中祛湿灸对气血不足的眩晕也有一定的作用。

二、面瘫

面瘫是以口、眼向一侧歪斜为主要表现的疾病。面瘫的发生常与劳作过度、正气不足则风寒或风热乘虚而入等因素有关。本病病位在面部，与少阳、阳明经筋相关。基本病机是气血痹阻，经筋功能失调。西医学认为，面瘫最常见于急性特发性周围性面神经麻痹。

本病以口眼歪斜为主要表现。患者突然出现一侧面部肌肉板滞、麻木、瘫痪，额纹消失，眼裂变大，露睛流泪，鼻唇沟变浅，口角下垂或歪向健侧，病侧不能皱眉、蹙额、闭目、露齿、鼓颊。部分患者初起时有耳后疼痛，还可出现患侧舌前2/3味觉减退或消失、听觉过敏等。病程日久，瘫痪肌肉出现挛缩，口角反牵向患侧，甚则出现患侧面肌痉挛，形成倒错现象。

【辨证要点】

（1）风寒外袭证：见于发病初期，面部有受凉史。舌淡，苔薄白，脉浮紧。

（2）风热侵袭证：见于发病初期，伴有发热，咽痛，耳后乳突部疼痛。

舌红，苔薄黄，脉浮数。

（3）气血不足证：多见于恢复期或病程较长的患者，兼见肢体困倦无力，面色淡白，头晕等。舌淡，苔薄，脉细弱。

【阴阳调理灸治疗】

采用培元固本灸治疗，每次灸40分钟。风寒外袭证配合补肺益气灸，气血不足证配健脾理气灸。风热侵袭证暂不予阴阳调理灸。三伏和三九期间根据症状选择培元固本灸、温阳益肾灸。

每次施灸间隔5~7天，施灸部位交替进行，治疗周期随症状灵活加减。

【注意事项】

（1）针灸为治疗周围性面瘫的首选干预措施，治疗宜早。若诊断为病毒性面瘫（亨特综合征），需配合抗病毒等对症治疗。

（2）周围性面瘫应该与中枢性面瘫相鉴别，避免出现失治误治。本病需要与吉兰巴雷综合征相鉴别。

（3）周围性面瘫的发生多为本虚标实，正气不足，邪气侵袭，面部要注意防寒保暖，避免风邪侵袭。

（4）施术前应告知受术者施灸过程，消除受术者对施灸的恐惧感或紧张感；施术中应密切关注受术者状态，防止温度过高或因受术者活动导致灸具脱落发生烧烫伤；施术后宜嘱受术者休息后缓慢坐起，继续休息5~10分钟后方可离开治疗室，避免体位性眩晕。

【验案举例】

患者，女，33岁，于2018年11月5日前来就诊。患者诉2018年9月1日散步吹风后出现左侧口眼歪斜，伴刷牙漏水、吃饭存食、迎风流泪、耳后疼痛、左舌味觉减弱，次日于外院就诊，诊断为面神经麻痹。予以针刺治疗，疗效不明显。后于2018年10月3日于武汉市某医院神经内科治疗，给予针灸、中药及营养神经对症治疗后，症状好转。现症见左眼眼睑闭合不全，偶有迎风流泪，左侧额纹变浅、鼻唇沟变浅，左侧示齿不全。平素易疲倦，困倦乏力，纳差，二便可，面色淡白。舌淡，苔薄白，脉沉细无力。中医诊断：面瘫（气血不足证）。西医诊断：面神经炎；面神经麻痹。采用培元固本灸，每次灸40分钟，1周1次，4次治疗为1个疗程。并配合常规针刺治疗、康复理疗。通过1个疗程治疗，患者面色逐渐红润，困倦乏力不适缓解。经过4个疗程，眼睑肌肉力量逐渐恢复，眼睑闭合逐渐完全，精神状态好转，二便正常，纳可，夜寐安。舌质淡红，苔薄白，脉细。

按语：《灵枢·经脉》记载："胃足阳明之脉……是主血所生病者，狂疟温淫，汗出，齘衄，口喎，唇胗。"其认为足阳明胃经的病变可导致面瘫的发生。巢元方在《诸病源候论·风病诸候·风口喎候》中记载："风邪入于足阳明、手太阳之经，遇寒则筋急引颊，故使口喎僻，言语不正，而目不能平视。"巢元方认为风邪是面瘫发生的主要外感因素。张介宾在《景岳全书》中言："凡非风口眼喎斜，有寒热之辨……然而血气无亏，则虽热未必缓，虽寒未必急，亦总由气血之衰可知也。"他指出气血亏虚是本病发生的重要条件之一，若气血不亏，则虽感外邪却未必发病。

《肘后备急方·治卒中风诸急方》："若口㖞僻者，衔奏灸口吻口横纹间，觉火热便去艾，即愈。勿尽艾，尽艾则太过。若口左僻，灸右吻，右僻，灸左吻，又灸手中指节上一丸，㖞右灸左化。"这是最早用艾灸治疗面瘫的记载。艾灸因操作简单且疗效佳，常用于面瘫的临床诊治中。阴阳调理灸治疗周围性面瘫主要是从"扶正祛邪"而论。正如张介宾所言，气血亏虚是本病发生的内因之一，因此顾护正气，扶正祛邪对于面瘫的治疗及预后有着重要的意义。培元固本灸在以神阙为圆心的圆形范围施灸，施灸范围涵盖足阳明胃经，可有效激发足阳明胃经经气以抗邪。此外，中焦乃气血化生的场所，艾灸神阙及脐旁腧穴可助中州运化，从而促进气血的生成，气血充盛则可荣肌养筋，促进受损筋肉的恢复。正气充实，邪气则无以侵犯。采用阴阳调理灸之培元固本灸治疗面瘫，通过激发正气，扶正祛邪，一方面可缩短面瘫的病程，另一方面可以有效减少面瘫并发症的发生。

本案患者证属本虚标实，本为正气亏虚，无力抗邪，加之外邪侵袭，发为面瘫。素体正气亏虚，遂邪气久留不去。治以扶正祛邪，健脾益气，荣肌养筋，采用培元固本灸扶正气之亏虚，并配合常规针刺治疗、康复理疗活血通经，扶正祛邪。待患者正气来复，正胜邪退，疾病向愈。

三、脑卒中恢复期

脑卒中属于中医"中风"的范畴，是以突然昏倒、不省人事，伴口角㖞斜、言语不利、半身不遂，或不经昏仆仅以口角㖞斜、半身不遂为主症的疾病。中风的发生常与饮食不节、情志内伤、思虑过度、年老体衰等因素有关。本病病位在脑，与心、肾、肝、脾关系密切。恢复期表现为虚实夹杂或本虚之证，气虚、阴虚证候逐渐明显。基本病机是脏腑阴阳失调，气血逆乱，上扰清窍，神不导气。西医学中脑卒中多见于脑血管病，常见于脑梗死、脑出血、脑栓塞、蛛网膜下腔出血等。需鉴别出血性脑卒中和缺血性脑卒中。本节讨论脑卒中恢复期。

【辨证要点】

（1）风痰阻络证：头晕目眩，痰多而黏。舌质暗淡，舌苔薄白或白腻，脉弦滑。

（2）痰热腑实证：腹胀便干便秘，头痛目眩，咯痰或痰多。舌质暗红，苔黄腻，脉弦滑或偏瘫侧弦滑而大。

（3）阴虚风动证：眩晕耳鸣，手足心热，咽干口燥。舌质红而舌体瘦，少苔或无苔，脉弦细数。

（4）气虚血瘀证：面色㿠白，气短乏力，口角流涎，自汗出，心悸便溏，手足肿胀。舌质暗淡，舌苔白腻，有齿痕，脉沉细。

【阴阳调理灸治疗】

采用培元固本灸治疗，每次灸40分钟。风痰阻络证配合温中祛湿灸，气虚血瘀型配合健脾理气灸。痰热腑实证、阴虚风动证暂不予阴阳调理灸。三伏和三九期间根据症状选择培元固本灸、温阳益肾灸。

每次施灸间隔5~7天，6次为1个疗程，治疗周期随症状灵活加减。

【注意事项】

（1）中医针灸治疗有利于脑卒中患者的恢复，提高脑卒中患者的运动功能，减轻神经功能缺损症状，尽可能早的针灸措施介入效果更好。

（2）中风急性期或病情尚未稳定时，不适宜采用阴阳调理灸治疗。

（3）阴阳调理灸治疗时注意采用合适的体位，同时对于久卧床的患者应当减少刺激量，防止局部皮肤破损、发生感染。

（4）本病应当与中风中脏腑相鉴别。西医诊断应当鉴别脑出血和脑梗死。

（5）施术前应告知受术者施灸过程，消除受术者对施灸的恐惧感或紧张感；施术中应密切关注受术者状态，防止温度过高或因受术者活动导致灸具脱落发生烧烫伤；施术后宜嘱受术者休息后缓慢坐起，继续休息5~10分钟后方可离开治疗室，避免体位性眩晕。

【验案举例】

患者，男，66岁，于2019年5月1日前来就诊。患者于2月前无明显诱因出现左侧肢体无力，意识障碍，急送入武汉某医院治疗，诊断为急性脑出血，给予对症支持治疗，病情稳定后出院。现症见左侧肢体乏力，站立行走困难，纳较差，二便失禁，面色淡白。舌色暗淡，苔白腻边有齿痕，脉沉细无力。既往高血压病史5年，服用苯磺酸氨氯地平片，每次1片，每日1次，收缩压最高可达190mmHg，血压控制一般。冠心病病史3年，未规律服药。2019年4月10日复查头颅CT显示右侧额叶出血灶较前吸收；双侧基底节区多发腔隙性脑梗死脑萎缩。中医诊断：中风（气虚血瘀证）。西医诊断：脑出血；偏瘫；脑血管病；高血压病3级（极高危）；腔隙性脑梗死；冠心病。采用培元固本灸和健脾理气灸交替进行，每周1次，4次治疗为1个疗程。同时配合中药口服、常规针刺治疗、康复理疗以及西医对症治疗。通过2个疗程治疗，患者左侧肢体肌力逐渐恢复，能在他人帮扶下行走。经过4个疗程，患者左侧肢体乏力明显恢复，生活能基本自理。

按语： 中医对中风的阐述最早可以追溯到春秋战国时期。《素问·生气通天论》载："阳气者，大怒则形气绝，而血苑于上，使人薄厥。"《素问·调经论》载："血之与气，并走于上，则为大厥，厥则暴死，气复返则生，不返则死。"其认为中风的主要部位在头部，其病因是"虚邪偏客于身半"，情志异常是该病发生的原因之一。《金匮要略·中风历节病脉证并治》指出中风是由于脉络空虚，风邪乘虚入中所致，其根据病情的轻重将中风分为中经络及中脏腑："邪在于络，肌肤不仁；邪在于经，即重不胜；邪入于腑，即不识人；邪入于腑，舌即难言，口吐涎。"可见《金匮要略》对中风有系统详尽的表述。朱丹溪强调"痰湿"在中风病因病机中的重要地位，叶天士认为"精血衰耗，水不涵木，肝阳偏亢，内风时起"，并认为中风病从"肝阳上亢""风邪内生"而论。清代王清任在《医林改错》中指出："中风半身不遂，偏身麻木，由气虚血瘀而成。"其深刻认识到瘀血是该病发生的重要病理因素。

《太平圣惠方·名堂》："凡人不信此法，饮食不节，酒色过度，忽中此风，言语謇涩，半身不遂，宜七处齐下火灸各三壮，风在左灸右，在右灸左。百会、耳前发际、肩井、风市、三里、绝骨、曲池七穴，神效不能具录，依法灸之，无有不愈。"可见当时已经深刻认识到艾灸在中风诊治的作用，并详细地阐述了治疗中风的艾灸要穴。"正气不足，脉络空虚"是本病发生的关键，同时痰饮、瘀血等病理产物内生是本病发生的重要内在条件之一。采取培元固本灸治疗中风恢复期，取"治痿独取阳明"之义，脾胃为后天之本，温补脾胃，补助元气，促进气血生成，荣养经络，从而促进偏枯肢体的恢复。同时考虑到"风、痰、瘀"等病理因素的产生，配合温中祛湿灸，健脾化痰，或配合补肺益气灸，调理气机，疏通经络。

本案患者为中风之中经络，气虚血瘀证。因风、痰、瘀阻滞经络，气血运行不畅，导致经络失养，遂有半身不遂等表现。在恢复期，仍遗留半身不遂、口眼歪斜等后遗症，一般恢复较慢。久病气血失调，血脉不畅，遂采用培元固本灸与健脾理气灸配合使用，气血同治。同时配合中药口服、针刺治疗、康复理疗以及西医营养神经等对症治疗，多手段并用，促进患侧肢体恢复。

四、头痛

头痛是患者自觉头部疼痛的一类病证，又称"头风"。是临床上常见的病证。头痛既可以单独出现，亦可伴见于多种疾病。

头痛的发生主要分成外感和内伤两类，与外感六淫之邪，以及外伤、情志、饮食、体虚久病等因素密切相关。病位在脑，常涉及肝、脾、肾等脏腑。头为"髓海""诸阳之会"，且督脉、足厥阴肝经也行于头部。手足三阳经、肝经、督脉都与头痛的发生密切相关。头痛的基本病机为气血失和，经络不通，不通则痛或脑络失养，不荣则痛。

西医学认为，头痛多见于高血压、偏头痛、丛集性头痛、紧张性头痛等，也可以是脑炎、脑膜炎、感染性发热、急性脑血管病、脑外伤、脑肿瘤及部分五官科疾病的兼症。

【辨证要点】

1.外感头痛

（1）风寒头痛：头痛时作，连及项背，呈掣痛样，时有拘急收紧感，常伴恶风畏寒，遇风尤剧，头痛喜裹，口不渴。舌淡红，苔薄白，脉浮或浮紧。

（2）热头痛：头痛而胀，甚则头胀如裂，发热或恶风，面红目赤，口渴喜饮，便秘尿赤。舌尖红，苔薄黄，脉浮数。

（3）风湿头痛：头痛如裹，肢体困重，胸闷纳呆，小便不利，大便或溏。舌淡，苔白腻，脉濡。

2.内伤头痛

（1）肝阳头痛：头胀痛而眩，以两侧为主，心烦易怒，口苦面红，或兼胁痛。舌红，苔薄黄，脉弦数。

（2）血虚头痛：头痛而晕，心悸怔忡，神疲乏力，面色少华。舌质淡，苔薄白，脉细弱。

（3）气虚头痛：头痛隐隐，时发时止，遇劳则加重，纳食减少，倦怠乏力，气短自汗。舌质淡，苔薄白，脉细弱。

（4）痰浊头痛：头痛昏蒙沉重，胸脘痞闷，纳呆呕恶。舌淡，苔白腻，脉滑或弦滑。

（5）肾虚头痛：头痛且空，眩晕耳鸣，腰膝酸软，神疲乏力，少寐健忘，遗精带下。舌红少苔，脉细无力。

（6）瘀血头痛：头痛经久不愈，痛处固定不移，痛如锥刺，或有头部外伤史。舌质紫暗，可见瘀斑、瘀点，苔薄白，脉细或细涩。

【阴阳调理灸治疗】

外感头痛、内伤头痛采用培元固本灸治疗，每次灸40分钟。风寒头痛配合补肺益气灸；风湿头痛、痰浊头痛配合温中祛湿灸；肾虚头痛配合温阳益肾灸。风热头痛、肝阳头痛暂不予阴阳调理灸。三伏和三九期间根据症状选择培元固本灸、温阳益肾灸。

每次施灸间隔5~7天，6次为1个疗程，治疗周期随症状灵活加减。

【注意事项】

（1）头痛的发生可分为内伤和外感，在治疗初期应当首辨内伤和外感。对于外感风热头痛，发热较甚时不适宜采用阴阳调理灸进行治疗。

（2）头痛的发生与诸多疾病密切相关，切不可盲目使用阴阳调理灸进行治疗，应当辨别病因，辨证使用阴阳调理灸治疗。

（3）头痛剧烈者，应当适当卧床休息，注意周围环境的安静，避免风寒，禁食烟酒。平素注意勤加锻炼，增强体质。

（4）头痛的发生与情志密切相关，患者应当注意调畅情志，避免焦虑。

（5）头痛应当与真头痛相鉴别，真头痛表现为突发剧烈头痛，持续不解，常伴有喷射状呕吐，抽搐，昏迷意识障碍等表现，属危急重症。

（6）施术前应告知受术者施灸过程，消除受术者对施灸的恐惧感或紧张感；施术中应密切关注受术者状态，防止温度过高或因受术者活动导致灸具脱落发生烧烫伤；施术后宜嘱受术者休息后缓慢坐起，继续休息5~10分钟后方可离开治疗室，避免体位性眩晕。

【验案举例】

患者，女，30岁，于2017年12月3日就诊。主诉：间断头痛2年，再发加重7天。患者2年前无明显诱因出现间断性头痛，头痛性质为空痛，发作时间不定，发作时伴头晕，偶有恶心、反酸、呕吐，呕吐物为胃内容物。7天前，无明显诱因，头痛再发加重，伴头晕、恶心、呕吐，呕吐物为胃内容物，无饮水呛咳、言语不利，无肢体麻木乏力，无胸闷胸痛、腹痛腹胀，无恶寒发热、咳嗽咳痰。小便可，大便腹泻1次，为黄色不成形稀便，纳食一般。舌淡，苔白腻，脉滑。既往外院查头颅MRI、经颅脑血管超声未见明显异常（未见报告单）。既往史：否认高血压、糖尿病、脑出血等病史，否认乙肝、结核等传染病病史。中医诊断：头痛（痰浊头痛）西医诊断：神经性头痛。采用温中祛湿灸与培元固本灸交替进行，每次灸40分钟，每周1次。同时配合常规针刺治疗。1个疗程治疗后，患者诉头痛症状缓解，发作频率减少。经过4个疗程的治疗后，患者诉头痛基本缓解，二便正常，纳食可，夜寐安，舌质淡红，苔薄白，脉细。

按语：《素问·五脏生成》篇提出"是以头痛巅疾，下虚上实"，头为诸阳之会，厥阴经亦上会于颠顶，是清阳之府，为髓海，无论外感六淫或内伤诸疾均可导致头痛，因此六经病变皆可引起头痛。若六淫之邪上犯清窍，阻滞清阳，或痰浊、瘀血痹阻经络，壅遏经气；或肝阴不足，肝阳偏亢，上扰清窍；或气虚清阳不升；或血虚头窍失养；或肾精不足，髓海空虚，均可导致头痛的发生。对于头痛病因无外乎虚实两端，病机可概括为不通则痛，不荣则痛。外感头痛外邪上扰清空，壅滞经络，经络不通。内伤头痛主要和肝、脾、肾等脏腑功能失调有关。

对于外伤头痛，阴阳调理灸主要从"固本补虚，扶正祛邪"论治，正气实则邪不可凑。对于内伤头痛，阴阳调理灸主要是通过恢复脏腑功能正常从而防治头痛发生。对于痰浊内生头痛，采用温中祛湿灸，可温化痰浊，防痰浊上扰清窍而致使清窍不宁。对于肝阳头痛，采用健脾理气灸，可疏肝理气，引火归元。对于气血两虚头痛，可以采用温阳益肾灸以及培元固本灸，先后天同治，一方面温助肾阳，助阳化气；另一方面，可健脾固本补虚，助气血生成。

验案患者通过头颅MRI、经颅脑血管超声等未发现责任病灶，结合舌脉及症候表现，可认为该病属于头痛之内伤头痛，证属痰浊头痛。患者头痛病程较长，病久及络，由气及血，虚实夹杂。遂采用温中祛湿灸，温阳健脾，复正气之亏虚。同时采用培元固本灸，温通经脉，两者交替进行，虚实兼治，气血同治。同时配合针刺等疏通局部经络，诸法相配，患者遂经治好转，头痛发作次数减少。

五、重症肌无力

重症肌无力是一种由乙酰胆碱受体抗体介导、细胞免疫依赖、补体参与，累及神经肌肉接头突触后膜，引起神经肌肉接头传递障碍，出现骨骼肌收缩无力的获得性自身免疫性疾病。临床多起病隐匿，表现为全身或部分骨骼肌极易疲劳，经休息或用抗胆碱酯酶药物后症状减轻或消失。患者全身肌肉均可受累。发病早期可单独出现眼外肌、咽喉肌或肢体肌肉无力。经常由一组肌群无力开始，逐渐累及其他肌群，直到全身肌无力。部分患者可以在短期内出现全身肌肉收缩无力，甚至发生肌无力危象。

重症肌无力归属中医学"痿证"范畴。病位在脾、胃，与肝、肾有关。基本病机是脾胃气虚，气血运化之源不足，肌肉失养。

【辨证要点】

（1）肺热津伤证：发病急，病起发热，或热后突然出现肢体软弱无力，可较快发生肌肉瘦削，皮肤干燥，心烦口渴，咳嗽少痰，咽干不利，小便黄赤或热痛，大便干燥。舌质红，苔黄，脉细数。

（2）湿热浸淫证：起病较缓，逐渐出现肢体困重，痿软无力，尤以下肢或两足痿弱为甚，兼见微肿，手足麻木，扪及微热，喜凉恶热，或有发热，胸脘痞闷，小便赤涩热痛。舌质红，舌苔黄腻，脉濡数或滑数。

（3）脾胃虚弱证：起病缓慢，肢体软弱无力逐渐加重，神疲肢倦，肌肉萎缩，少气懒言，纳呆便溏，面色萎黄无华，面浮。舌淡，苔薄白，脉细弱。

（4）肝肾亏损证：起病缓慢，渐见肢体痿软无力，尤以下肢明显，腰膝酸软，不能久立，甚至步履全废，腿胫大肉渐脱，或伴有眩晕耳鸣，舌咽干燥，遗精或遗尿，或女性月经不调。舌红少苔，脉细数。

（5）脉络瘀阻证：久病体虚，四肢痿弱，肌肉瘦削，手足麻木不仁，四肢青筋显露，可伴有肌肉活动时隐痛不适，舌痿不能伸缩。舌质暗淡，或有瘀点、瘀斑，脉细涩。

【阴阳调理灸治疗】

采用培元固本灸治疗，每次灸40分钟。肝肾亏损证配合温阳益肾灸，脾胃虚弱证配合健脾理气灸。肺热津伤证、湿热浸淫证暂不予阴阳调理灸。三伏和三九期间根据症状选择培元固本灸、温阳益肾灸。

每次施灸间隔5~7天，6次为1个疗程，治疗周期随症状灵活加减。

【注意事项】

（1）针灸治疗重症肌无力有较好的疗效，但本病属于慢性疾病，需要长期的针灸治疗。对于重症肌无力的进行性加重期，应当在对症支持治疗的基础上，将阴阳调理灸视为辅助治疗措施。对于出现呼吸困难等危急重症，不适宜使用阴阳调理灸治疗。

（2）患者应当根据自身情况选择适宜的功能锻炼，循序渐进，避免摔倒。

（3）忌食辛辣油腻食物，注意顾护脾胃。

（4）眼肌型重症肌无力应当与眶内占位性病变、脑干病变、Graves眼病、Meige综合征等疾病相鉴别。全身型肌无力应当与慢性脱髓鞘性多发性神经病、进行性肌萎缩、肌营养不良、慢性肌炎等疾病相鉴别。

（5）施术前应告知受术者施灸过程，消除受术者对施灸的恐惧感或紧张感；施术中应密切关注受术者状态，防止温度过高或因受术者活动导致灸具脱落发生烧烫伤；施术后宜嘱受术者休息后缓慢坐起，继续休息5~10分钟后方可离开治疗室，避免体位性眩晕。

【验案举例】

患者，男，54岁，于2018年12月15日就诊。主诉：双下肢麻木乏力6月。患者2018年6月10日突发双下肢乏力，进行性加重，后致双下肢不能活动，二便失禁，急送至某医院神经内科，完善相关检查后，诊断为"重症肌无力"，经糖皮质激素冲击治疗、抗炎、营养神经对症治疗，具体不详，病情稳定后出院。现今双下肢肌力仍有乏力感，伴双下肢肌肉萎缩，站立行走困难，同时双下肢畏寒怕冷，无心慌胸闷、头昏头晕、意识障碍等不适。小便较多，大便不成形，一天2~4次，纳食可，舌淡白，脉迟缓。既往史：高血压病史3年，拜新同口服，每日1次，1次1片。既往血压最高可达180mmHg，血压控制一般。中医诊断：痿证（肝肾不足证）。西医诊断：重症肌无力。采用培元固本灸配合温阳益肾灸治疗，每次灸40分钟，1周1次。同时配合常规针刺治疗、康复理疗及西医对症治疗。2个疗程治疗后，患者诉双下肢畏寒症状缓解，双下肢乏力改善。经过6个疗程的治疗后，患者诉可在帮扶下行走，双下肢畏寒的症状基本消失，二便正常，纳食可，夜寐安，舌质淡红，苔薄白，脉沉。

按语：《内经》阐述了痿证的病因病机、病证分类及治疗原则。《素问·痿论》指出本病的病因是有渐于湿、热伤五脏、远行劳倦、房劳太过等，病机是"肺热叶焦"，津液被灼，肺脏不能输精于五脏，因而五体失养，肢体筋脉痿软。《内经》还将痿证分为皮、脉、筋、骨、肉五痿，并提出"治痿独取阳明"的基本治则。《内经》对于艾灸、方药治疗痿证同样具有指导意义。

肺之津液来源于脾胃，肝肾的精血亦有赖于脾胃的生化，脾胃功能健旺，则气血津液充足，脏腑功能旺盛，筋脉得以濡养，有利于痿证恢复。此外，《灵枢·根结》指出："故痿疾者取之阳明，视有余不足，无所止息者，真气稽留，邪气居之也。"故痿疾者取之阳明更有调理脾胃，顾护正气，祛除邪气之意。培元固本灸覆盖神阙、天枢等健脾要穴，健脾助运，且顾护正气祛邪。此外，采取温阳益肾灸配合使用，功擅温阳通络，疏通经络，可以进一步促进痿弱肢体康复。

本验案患者素肝肾亏虚，无以荣养肌肉，筋骨，遂出现四肢乏力，肌肉萎缩；元阳不足，无以温煦机体，遂出现四肢畏寒。结合相关西医学检查，诊断为重症肌无力，中医诊断为痿证，肝肾不足证。于是采用阴阳调理灸之温阳益肾灸与培元固本灸配合使用，一方面，温助肾阳，活血通络，另一方面，固本补虚，健脾助运，促气血生成。肾阳充则机体得以温煦，血脉通、气血充肌肉筋骨得以荣养，疾病向愈。

六、耳鸣、耳聋

耳鸣以耳内鸣响，如蝉如潮，妨碍听觉为主症。耳聋以听力不同程度减退或失听为主症，轻者称为"重听"。临床上耳鸣、耳聋既可单独出现，亦可先后发生或同时并见。

耳鸣、耳聋的发生常与外感风邪、情志失畅、久病、年老体弱等因素有关。本病病位在耳，肾开窍于耳，少阳经入于耳中，故本病与肝、胆、肾关系密切。实证多因外感风邪壅遏清窍或肝胆郁火循经上扰清窍；虚证多因肾精亏虚，耳窍失养。基本病机是邪遏耳窍或耳窍失养。

西医学中，耳鸣、耳聋可见于多种耳科疾病、高血压病、动脉硬化、脑血管疾病、贫血、红细胞增多症、糖尿病、感染性疾病、药物中毒及外伤性疾病。

【辨证要点】

（1）外感风邪证：开始多有感冒症状，继之猝然耳鸣、耳聋、耳闷胀，伴头痛恶风，发热口干。舌质红，苔薄白或薄黄，脉浮数。

（2）肝胆火盛证：耳鸣、耳聋每于郁怒之后突发或加重，兼有耳胀，伴头痛或眩晕，口苦咽干，心烦易怒，大便秘结。舌红，苔黄，脉弦数。

（3）肾精亏虚证：久病耳聋或耳鸣时作时止，声细调低，按之鸣声减弱，劳累后加剧，伴头晕，腰酸，遗精。舌红，苔少，脉细。

【阴阳调理灸治疗】

采用温阳益肾灸治疗，外感风邪证配合补肺益气灸，肾精亏虚证配合培元固本灸，肝胆火盛证暂缓施灸。三伏和三九期间根据症状选择培元固本灸、温阳益肾灸。

每次施灸间隔5~7天，6次为1个疗程，治疗周期随症状灵活加减。

【注意事项】

（1）针灸治疗耳鸣、耳聋有一定的疗效，但对于鼓膜损伤、听力完全丧失者难以取效；阴阳调理灸治疗期间可配合针刺、电针等治疗。

（2）治疗期间避免劳倦，调整情绪，避免使用耳毒性药物治疗。

（3）本病应当与耳带状疱疹、内耳肿瘤、颅内感染、颅内肿瘤等中枢性病变相鉴别。

（4）施术前应告知受术者施灸过程，消除受术者对施灸的恐惧感或紧张感；施术中应密切关注受术者状态，防止温度过高或因受术者活动导致灸具脱落发生烧烫伤；施术后宜嘱受术者休息后缓慢坐起，继续休息5~10分钟后方可离开治疗室，避免体位性眩晕。

【验案举例】

患者，男，55岁，于2018年10月3日就诊。主诉：突发右侧耳鸣耳聋1月余。患者9月6日因夜间噩梦惊醒后出现右耳耳鸣，以高频为主，伴听力下降，偶有头昏，无视力模糊，无恶心呕吐，无视物旋转，9月8日于某医院门诊行静脉输液治疗，未见明显好转，查电测听示右感音神经性耳聋，门诊MRI示内听道未见明显异常，于9月16日住院治疗，查单次多层CT平扫：双侧中耳乳突未见明显异常，颅脑CT未见明显出血及梗死灶。经扩管、改善循环、激素冲击对症治疗（具体不详），症状稍好转。现今症状仍然存在，耳鸣呈间断性高频低音，伴听力下降。舌色暗，苔薄白，纳可，二便调，夜寐一般。既往史：既往高血压病史5年，既往服用苯黄酸氨氯地平片，每次1片，1日1次，既往血压可达140mmHg。中医诊断：耳聋（肾精亏虚证）。西医诊断：特发性耳聋；神经性耳鸣。采用温阳益肾灸治疗，每次灸40分钟，7~10天1次。同时配合针氧疗法，活血通络，益气通窍，1周3次。1个疗程治疗后，患者诉右耳耳鸣症状减轻，右耳听力稍有恢复。经过3个疗程的治疗后，患者诉右耳耳鸣症状基本消失，听力改善，纳食可，夜寐安，舌质淡红，苔薄白，脉沉细。

按语： 耳鸣首次出现于《素问·脉解》"所谓耳鸣者，阳气万物盛上而跃。"《灵枢·口问》："耳者，宗脉之所聚也……溜脉有所竭者，故耳鸣。补客主人、手大指爪甲上与肉交者也"。耳聋一词可见于《素问·脉解》"所谓浮为聋者，皆在气也。"耳鸣耳聋常常认为与肾关系最为密切，如《灵枢·决气》："精脱者，耳聋……脑髓消，胫酸，耳数鸣。"又如《灵枢·海论》："髓海不足，则脑转耳鸣。"《灵枢·脉度》言："肾气通于耳，肾和则

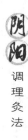
耳能闻五音矣。"肾藏精，肾精上达充养耳，精气不足则耳无所养即成耳鸣或耳聋。肾主骨生髓，上通于脑，脑髓消则成耳鸣或耳聋。

观本验案患者，证属于肝肾不足，无以上荣清窍，遂耳鸣呈现高频低音，并伴随听力下降，舌苔脉象亦佐之。通过西医学辅助检查，明确病变部位在外周听神经，排除颅内病变，可采用针灸治疗。结合"肾开窍于耳"的密切关系。因此采用阴阳调理灸之温阳益肾灸，温阳益肾，滋肾补精，肾精充则耳窍得养。配合针氧疗法，活血通络，益气通窍，改善局部血液循环，患者听力渐复。

第七节　阴阳调理灸法在亚健康状态中的运用

一、睡眠障碍

睡眠障碍又称不寐，不寐是指入睡困难，或睡而不酣，或时睡时醒，或醒后不能再睡，或整夜不能入睡的一类病症。在古籍中又称"目不瞑""不得卧""不得眠"等。西医学中的神经官能症、更年期综合征、焦虑症、抑郁症等引起的不寐，均属本病范畴，可参照本病辨证论治。

不寐病位主要在心，与肝、脾、肾关系密切。因心主神明，神安则寐，神不安则不寐。血之来源，由水谷精微所化，上奉于心，则心得所养；受藏于肝，则肝体柔和；统摄于脾，则生化不息；调节有度，化而为精，内藏于肾，肾精上承于心，心气下交于肾，阴精内守，卫阳护于外，阴阳协调，则神志安宁。如思虑、劳倦伤及诸脏，精血内耗，心神失养，神不内守，阳不入阴，每致顽固性不寐。不寐的病理变化，总属阳盛阴衰，阴阳失交。一为阴虚不能纳阳，一为阳盛不得入于阴。不寐的病理性质有虚实之分。肝郁化火，或痰热内扰，心神不安，多属实证。心脾两虚，气血不足，或由心胆气虚，或由心肾不交，水火不济，心神失养，神不安宁，多属虚证，但久病可表现为虚实兼夹，或为瘀血所致。

【辨证要点】

（1）心脾两虚证：睡眠障碍兼见心悸健忘，头晕目眩，神疲乏力，面色不华，纳呆便溏。舌淡，苔白，脉细弱。

（2）肝火扰心证：睡眠障碍兼见烦躁易怒，头痛眩晕，面红目赤。舌红，苔黄，脉弦数。

（3）痰热扰心证：睡眠障碍兼见心烦懊憹，头晕目眩，胸闷脘痞，口苦痰多。舌红，苔黄腻，脉滑数。

（4）心肾不交证：睡眠障碍兼见手足心热，头晕耳鸣，腰膝酸软，咽干少津。舌红，苔少，脉细数。

（5）心胆气虚证：睡眠障碍兼见易于惊醒，胆怯心悸，气短倦怠。舌淡，苔薄，脉弦细。

【阴阳调理灸治疗】

采用培元固本灸治疗，每次灸40分钟。心脾两虚证配合温中祛湿灸，心胆气虚证配合健脾理气灸。肝火扰心证、痰热扰心证、心肾不交证暂不予阴阳调理灸。三伏和三九期间采用培元固本灸治疗。

每次施灸间隔5~7天，6次为1个疗程，治疗周期随症状灵活加减。

【注意事项】

（1）采用阴阳调理灸治疗本病有较好的疗效，在治疗时可配合精神调节和心理治疗。

（2）治疗前应做相关检查以明确病因，积极治疗原发病。

（3）在辨证基础上佐以安神之品，如茯神、柏子仁、珍珠母、龙齿、夜交藤、远志、合欢皮等，实证应泻其有余；虚证应补其不足。

（4）加强患者心理护理，给予患者心理指导，使其放松紧张或焦虑情绪，保持心情舒畅以调达气机。

（5）指导患者建立有规律的作息制度，从事适当的体力活动或体育锻炼，增强体质，持之以恒，促进身心健康。养成良好的睡眠习惯。晚餐要清淡，不宜过饱，更忌浓茶、咖啡及吸烟。睡前避免从事紧张和兴奋的活动，养成定时就寝的习惯。

（6）施术前应告知受术者施灸过程，消除受术者对施灸的恐惧感或紧张感；施术中应密切关注受术者状态，防止温度过高或因受术者活动导致灸具脱落发生烧烫伤；施术后宜嘱受术者休息后缓慢坐起，继续休息5~10分钟后方可离开治疗室，避免体位性眩晕。

【验案举例】

张某，女，49岁，于2020年7月11日我院针灸科门诊就诊。主诉：失眠3月余。患者3月前无明显诱因出现持续性入睡困难，每晚睡眠时间3~4小时，多梦、易惊醒，伴晨起头晕，自觉平素口干口苦，倦怠乏力，偶感心慌不适，无头痛、胸闷、视物旋转、恶心呕吐等不适，纳可，二便调。患者现月经欠规律，周期20~50天，经期2~4天，量少，色暗红，偶有血块，痛经。既往史：既往体健。查体：体温正常，面色无华，语声稍低，舌淡，苔白，脉弦细。中医诊断：不寐（心胆气虚证）。西医诊断：睡眠障碍。采用培元固本灸与健脾理气灸交替进行，每次灸40分钟。5~7天灸1次。通过1个疗程治疗，患者精神较前好转。患者诉睡眠质量提高，睡中不易醒。同时匹兹堡睡眠质量指数（PSQI）降低，精神状态得到改善。通过4个疗程的治疗，患者入睡困难症状基本消失，PSQI降低，全身乏力、头晕、口干口苦等症状得到明显改善，不再感到心慌。3个月后电话随访，患者症状未再发。

按语：不寐临床多为情志所伤，饮食不节，劳倦思虑过度，久病，年迈体虚等因素引起的脏腑功能紊乱，气血失和，阴阳失调，阳不入阴而发病。病位主要在心，涉及肝、脾、肾，病理性质有虚有实，且虚多实少。临证首要注意调整脏腑气血阴阳的平衡，佐以养心安神定志的治疗方式。

灸以艾绒作为施灸材料，《灸法秘传》云："艾叶……能通十二经，走三阴，以之灸火，能透诸经以除百病。"艾绒生姜性辛温，二者合归肺、脾、胃、肝、肾经，有温阳益气、温经通络之功。所铺药物借助灸火的温和热力，通过脏腑经络传导，使气血运行通畅，共发挥药物、穴位以及灸火的三重效应。生姜其性辛温发散，入肺、胃、脾经，选生姜泥为间隔物，主要取其开发通散、行脾胃津液、调和营卫、祛痰下气、消水化食、调中畅胃的作用。《景岳全书》认为不寐症机制在"神不安"。本病病位在心，是心神不宁，或阳盛阴衰，阴阳失交，阳不入阴所致。《道藏》曰："神者变化之极也，故名之以'神'。阙为中门。出入中门，示显贵也。人身以神志为最贵。本穴为心神(心藏神，肾藏志)交通之门户，故称'神阙'。"神阙位脐中，为气之枢纽，可联系任督二脉，将气输往五脏六腑以及全身，促进阴阳平衡、气血运行。因此在神阙处施术治疗能够沟通心神，起到培本补虚、安神定志的作用。本案患者兼顾肝郁气虚之症状，故同时以健脾理气灸进行配合治疗，健脾理气灸内含肝胆俞、气海俞等，主肝胆系、神经系统疾病，有疏肝解郁、散结止痛之功效。气，气态物也。海，大也。气海指任脉水气在此吸热后气化胀散。水气吸热胀散而化为充盛的天部之气，本穴如同气之海洋，故名气海。此三穴相配可疏肝利胆、益气强心。两种灸法一阴一阳，相互配合，相辅相成，以获得培护真元，固本补虚的作用。

二、慢性疲劳综合征

慢性疲劳综合征是一组原因不明、持续存在或反复发作的严重疲劳症候群。该病表现出人体得到充分休息后疲劳不能缓解，并持续6个月以上，并可伴有认知或神经功能损害、睡眠障碍、内分泌或免疫功能障碍等症状。慢性疲劳综合征属中医学"五劳"虚劳""失眠""心悸""郁证""眩晕"等范畴，其发病常与劳役过度、饮食起居失常、情志内伤等因素有关，与肝、脾、肾等关系密切。基本病机是肝气郁结、脾气虚弱或心肾不交。

虚劳为因虚致病，因病致劳，或因病致虚，久虚不复成劳。幼年患虚劳者，常以先天为主因；成年以后患虚劳者，常以后天为主因。病性以本虚为主，表现为气血阴阳亏损。病位涉及五脏，尤以脾肾为要。由于虚劳的病因不一，常先发生某脏腑气血阴阳的亏损，但五脏相关，气血同源，阴阳互根，脏腑之间、气血阴阳病损可相互影响，所以在病变过程中会出现一脏受病，累及他脏，互为转化的状况。而且气虚日久阳也渐衰，血虚日久阴也不足，阳损日久累及于阴，阴虚日久累及于阳，以致病势日渐发展，病情趋于复杂。

【辨证要点】

（1）肝气郁结证：每因情绪波动疲劳加重，活动后减轻，心烦易怒，善太息，胁腹胀痛。舌红，苔薄，脉弦。

（2）脾气虚弱证：神疲乏力，劳则加重，纳呆懒言，面色萎黄。舌淡，苔薄，脉细弱。

（3）精髓空虚证：头昏耳鸣，失眠健忘，注意力不集中，记忆力减退，懈惰思卧，腰酸膝软，齿枯发焦。舌色淡，苔白，脉沉细。

（4）肝肾阴虚证：疲倦乏力，遇劳加重，低热、五心烦热或手足心热，眼睛干涩或视物模糊，头晕耳鸣，失眠多梦，口干咽燥，腰脊酸痛，关节肌肉隐痛。遗精，滑精，或月经失调。舌红少苔，脉弦细或细数。

（5）气血两虚证：神疲乏力，头痛隐隐反复发作，遇劳加重，头昏眼花，失眠心悸，自汗气短。食少纳呆，面色苍白，手足麻木。舌质淡，苔薄白，脉沉细而弱。

【阴阳调理灸治疗】

采用培元固本灸治疗，每次灸40分钟。脾气虚弱证、气血两虚证、肝气郁结证配合健脾理气灸，肝肾阴虚证、精髓空虚证配合温阳益肾灸。三伏和三九期间采用培元固本灸或温阳益肾灸治疗。

每次施灸间隔5~7天，6次为1个疗程，治疗周期随症状灵活加减。

【注意事项】

（1）阴阳调理灸治疗本病可以较好地缓解躯体疲劳的自觉症状，能调节患者的情绪和睡眠，并在一定程度上改善患者体质虚弱的状况。

（2）治疗以"虚者补之"为基本原则，可根据病性之不同，分别采取益气、养血、滋阴、温阳等治法。

（3）配合饮食疗法，饮食调理以富于营养、易于消化、不伤脾胃为准。少食辛辣厚味、油腻、生冷之物，戒除烟酒。生活起居规律，动静结合，劳逸适度，节制房事。

（4）嘱患者顺应四时寒温变化，调节情志，不妄劳作，保养正气，以防止病邪侵袭。对已病患者及早施治，注意疾病传变以防并发其他疾病。

（5）保持情绪乐观，日常生活规律，参加适当的体育锻炼。

（6）施术前应告知受术者施灸过程，消除受术者对施灸的恐惧感或紧张感；施术中应密切关注受术者状态，防止温度过高或因受术者活动导致灸具脱落发生烧烫伤；施术后宜嘱受术者休息后缓慢坐起，继续休息5~10分钟后方可离开治疗室，避免体位性眩晕。

【验案举例】

邓某，女，44岁，于2020年7月19日我院针灸科门诊就诊。主诉：全身乏力5月余。患者5个月前无明显诱因出现全身倦怠乏力，动则气喘，自觉偶有心慌，睡眠欠佳，纳差，大便稀，小便可。舌淡，苔腻，脉弦。患者现月经规律，周期28天，经期5~7天，量适中，色红，偶有血块，痛经。既往史：2019年12月于武汉市某医院行胃镜下息肉切除术；甲状腺结节病史。

其他检查：根据《中医体质分类与判定》测定患者体质为阳虚质（75.00分）、气虚质（46.43分）、血瘀质（31.75分）。中医诊断：虚劳（肝气郁结证）。西医诊断：慢性疲劳综合征。采用培元固本灸配合健脾理气灸，每次灸40分钟。两次治疗期间相隔5~7天。通过1个疗程治疗，患者精神较前转好。乏力、头晕的症状有所改善，慢性疲劳综合征症状分级量化表分数有所降低，但仍遗留有食欲不佳、运动后气喘的症状。《中医体质分类与判定》测定患者体质为气虚质（50.00分）、气郁质（46.43分）、血瘀质（31.75分）。通过4个疗程的治疗，患者诉乏力症状明显改善，心慌、头晕、纳差等症状基本消失。《中医体质分类与判定》测定患者体质为气虚质（46.28分）、气郁质（43.75分）、血瘀质（28.57分）。8个疗程后患者未诉乏力、心慌等，量表分数恢复正常。《中医体质分类与判定》测定患者体质为气虚质（28.57分）、气郁质（21.88分）、血瘀质（21.88分）。

按语： 慢性疲劳综合征是多种慢性虚弱性症候的总称，由禀赋薄弱、劳倦过度、饮食损伤、久病失治等多种原因导致五脏功能衰退，气、血、阴、阳亏损，久虚不复而致病。其发病范围较为广泛。辨证以气、血、阴、阳为纲，五脏虚证为目。由于气血同源，阴阳互根，五脏相关，常形成五脏交亏，相互转变的情况，但是以脾、肾为主导环节。其病虽归纳为气、血、阴、阳亏损四类，但临证常有错杂互见的状况。病程短者，多伤及气血，可见气虚、血虚及气血两虚之证；病程长者，多伤及阴阳，可见阴虚、阳虚及阴阳两虚之证。补益是治疗慢性疲劳综合征的基本原则。

艾绒、生姜性辛温，二者合归肺、脾、胃、肝、肾经，有温阳益气、温经通络之功。所铺药物借助灸火的温和热力，通过脏腑经络传导，使气血运行通畅，共发挥药物、穴位以及灸火的三重效应。生姜其性辛温发散，入肺、胃、脾经，选生姜泥为间隔物主要取其开发通散、行脾胃津液、调和营卫、祛痰下气、消水化食、调中畅胃的作用。女性围绝经期肝肾亏虚，病理总属阴阳失衡、脏腑功能失调，阴亏累及阳损，真阴真阳不足，不能濡养、温煦脏腑而致其功能失常。《类经图翼·卷八》载："神阙，若灸之三五百壮，不惟愈疾，亦且延年；若灸少，则时或暂愈，后恐复发，必难救矣。"艾灸神阙可调达脏腑，疏通人体经络之气，培固元阳达到保身延年、延缓衰老的目的。故出现虚劳症状，培元固本灸以任脉之枢纽、先天之结蒂神阙为

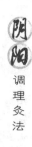
中心，任脉为阴脉之海，可调理全身阴经之气血。且任脉汇集上焦之宗气、中焦水谷之气及下焦原气，灸之可培补先天。本案患者兼顾肝郁脾气虚弱之症状，故同时以健脾理气灸进行配合治疗，健脾理气灸以胃俞、胃仓、气海俞为主穴，补益脾肾，维护先后天之本不败，以促进各脏虚损的修复。气海指任脉水气在此吸热后气化胀散。水气吸热胀散而化为充盛的天部之气，本穴如同气之海洋，故名气海。此三穴相配可健脾和胃、疏肝理气，以培补后天。同时补益先天后天，一阴一阳，相辅相成，以发挥培本补虚、健运脾胃的作用。

三、畏寒

畏寒是以自觉全身发冷，欲添加衣物等为其主要特征的常见病症，当区别于恶寒等。恶寒通常指外感表证，畏寒指里寒证，除畏寒症状外，还可能有其他伴随症状。耗气伤阳、伤津伤阴、气阴不足、气血不足等均可引起畏寒。

从西医学上畏寒可分为生理性和病理性。生理性常见于亚健康人群，由熬夜、劳损、节食、运动不足、生活节奏快、工作压力大、劳累过度等所致；病理性常见于慢性阻塞性肺疾病、心脑血管疾病、内分泌系统疾病、慢性肾功能衰竭、抑郁、焦虑等，常由慢性疾病迁延不愈所致。

畏寒的发生多是患者受到外在寒邪侵袭，或自身阳气不足，机体功能失调所致，不外乎外感或是内伤。外感则全身畏寒，内伤则局部畏寒，局部畏寒多发于头面、胸腹、背部、四肢、腰中、足膝、阴部等，病因病机根据不同的发病部位而有别。头面恶寒，命门火衰；胸腹畏寒，阴盛阳衰；背部畏寒，阳郁不布；腰中冷痛，寒湿阻滞；手足厥冷，邪阻经脉；阴冷或寒，寒乘阳泄。本病病位在肺、肾、脾。基本病机为素体虚弱，阳气不足，外邪入侵或阴寒内生。

【辨证要点】

（1）脾阳虚证：形寒气怯，四肢不温，面目浮肿无华，伴纳少腹胀、食后胀盛、大便溏稀或完谷不化、泄泻、口淡，喜热饮，腹痛绵绵，喜温喜按。舌淡有齿痕，苔白，脉沉迟或迟弱。

（2）肾阳虚证：畏寒肢冷，面色苍白，伴腰膝酸软、大便稀、小便清长。舌质淡，苔薄白，脉沉微无力。

（3）心阳不足证：畏寒肢冷，四肢乏力，伴见心神不宁，失眠多梦，血运不畅，汗液外泄异常。舌质淡，苔薄，脉沉细。

【阴阳调理灸治疗】

采用温阳益肾灸治疗，每次灸40分钟。脾阳虚证配合健脾理气灸；肾阳虚证配合培元固本灸；心阳不足证配合补肺益气灸。三伏和三九期间采用培元固本灸或温阳益肾灸治疗。

每次施灸间隔5~7天，6次为1个疗程，治疗周期随症状灵活加减。

【注意事项】

（1）阴阳调理灸治疗本病有较好的疗效，能有效地改善患者怕冷，手脚冰凉的症状。

（2）指导患者规范饮食，忌食生冷，避免受凉。

（3）嘱咐患者保持情绪乐观，日常生活规律，参加适当的体育锻炼。

（4）施术前应告知受术者施灸过程，消除受术者对施灸的恐惧感或紧张感；施术中应密切关注受术者状态，防止温度过高或因受术者活动导致灸具脱落发生烧烫伤；施术后宜嘱受术者休息后缓慢坐起，继续休息5~10分钟后方可离开治疗室，避免体位性眩晕。

【验案举例】

吴某，男，25岁，于2021年7月16日来我院针灸科门诊就诊。主诉：怕冷1年余。患者1年前无明显诱因出现手脚发凉，怕冷、怕风，以夜晚及上午情况尤甚，腹背发凉伴间断腹痛腹泻。纳差，睡眠欠佳，大便稀，小便频。舌质淡，苔薄白，脉细。根据《中医体质分类与判定》测定患者体质为阳虚质（99.00分）、气虚质（75.00分）。中医诊断：畏寒（脾阳虚证）。西医诊断：亚健康状态。采用温阳益肾灸配合健脾理气灸，每次灸40分钟，5~7天1次。通过2个疗程治疗，患者精神较前好转，自觉恶寒怕冷的情况明显好转，食欲渐增，腹泻症状有所改善，但仍有尿频，夜晚为甚。《中医体质分类与判定》测定患者体质为阳虚质（75.00分）、气虚质（46.28分）。通过8个疗程的治疗，患者诉恶寒怕冷症状基本得到改善，腹泻、尿频症状基本消失，食纳可，夜寐安。舌质淡红，苔薄白。《中医体质分类与判定》测定患者体质为阳虚质（43.35分）、气虚质（28.67分）。

按语：中医所说"畏寒"是以阳气不足导致的虚寒为主要。本质在于脏

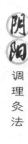
腑经络阴阳失调，阳虚失于温煦，或邪阻阳郁不布，导致素体失于温养，发为自觉全身发冷，欲添加衣物，治疗当以温阳补益为主要。

《素问·通平虚论》曰："精气夺则虚。"人体在失调情况，邪气易于入室，素体阴盛所以畏寒的病证显而易见。《素问·调经论》云："阳虚则外寒，阴虚则内热。"亦说明虚证容易导致寒邪入侵人体，久之反客为主，便产生内寒。治则需要温阳益气，温补脾胃。艾绒生姜性辛温，二者合归肺、脾、胃、肝、肾经，有温阳益气、温经通络之功。所铺药物借助灸火的温和热力，通过脏腑经络传导，使气血运行通畅，共发挥药物、穴位以及灸火的三重效应。督脉乃阳脉之海，入络于脑，温通督脉可以调节脑之功能，激发人体阳气，调整脏腑功能。温阳益肾灸以背后督脉命门为主，佐两侧胃、肾、气海俞，能温补脾胃，益肾填精。本案患者兼有腹泻、纳差等脾阳虚等症状，配合健脾理气灸健脾温阳。

四、体虚自汗

体虚自汗是一种不因外界环境因素的影响，汗液外泄失常的病症。西医学中的甲状腺功能亢进、自主神经功能紊乱、风湿热、低血糖、虚脱、休克、结核病、肝病、黄疸等所致的自汗，均属本病范畴。

本病的病机是阴阳失调，腠理不固，而致汗液外泄失常。病变脏腑涉及肝、心、脾、胃、肺、肾。病理性质属虚者为多。自汗多属气虚不固。因肝火、湿热等邪热所致者，则属实证。病程日久，或病变重者，则会出现阴阳虚实错杂的情况。自汗久则可以伤阴，盗汗久则可以伤阳，出现气阴两虚，或阴阳两虚之证。邪热郁蒸，病久伤阴，则见虚实兼夹之证等。本病病情常缠绵反复、经年难愈。自汗病机虽繁，但其本质均是"伤阳"。治疗方面，把握"伤阳"之本、运用补气升阳法可获良效。

【辨证要点】

（1）肺卫不固证：汗出恶风，稍劳尤甚，易于感冒，体倦乏力，面色少华。舌苔薄白，脉细弱。

（2）邪热郁蒸证：蒸蒸汗出，汗黏，易使衣服黄染，面赤烘热，烦躁，口苦，小便色黄。舌苔薄黄，脉弦数。

（3）阴虚火旺证：自汗出，五心烦热，或兼午后潮热，两颧色红，口渴。舌红少苔，脉细数。

【阴阳调理灸治疗】

采用培元固本灸治疗，每次灸40分钟。肺卫不固证配合补肺益气灸。邪热郁蒸证、阴虚火旺证暂不予阴阳调理灸。

三伏和三九期间采用培元固本灸或温阳益肾灸治疗。

疗程：两次施灸间隔5~7天，6次为1个疗程，治疗周期随症状灵活加减。

【注意事项】

（1）阴阳调理灸治疗本病可以较好地缓解患者时时汗出的症状，能在一定程度上改善患者体质虚弱的状况。

（2）加强体育锻炼，注意劳逸结合，避免思虑烦劳过度，保持精神愉快，少食辛辣厚味。

（3）汗出之时，腠理空虚，易于感受外邪，故当避风寒，以防感冒。汗出之后，应及时擦拭。出汗较多者，应经常更换内衣，并注意保持清洁。

（4）施术前应告知受术者施灸过程，消除受术者对施灸的恐惧感或紧张感；施术中应密切关注受术者状态，防止温度过高或因受术者活动导致灸具脱落发生烧烫伤；施术后宜嘱受术者休息后缓慢坐起，继续休息5~10分钟后方可离开治疗室，避免体位性眩晕。

【验案举例】

肖某，男，79岁，于2018年8月15日我院针灸科门诊就诊。主诉：间断自汗2年余。患者2年前无明显诱因出现间断白天出汗多的症状，劳累后尤甚，患者平素自觉体弱，易感冒，恶寒恶风，时常全身乏力，动则气喘，纳可，睡眠欠佳，大便可，小便频数。舌质淡，苔薄，脉沉细无力。既往史：高血压病史10余年，血压最高180/100mmHg，现服用苯磺酸氨氯地平片，血压控制尚可。糖尿病病史5年，未服药，血糖控制尚可。根据《中医体质分类与判定》测定患者体质为气虚质（75.00分）、阳虚质（46.28分）。中医诊断：体虚自汗（肺卫不固证）。西医诊断：多汗症；高血压3级（极高危）；2型糖尿病。采用培元固本灸配合补肺益气灸治疗（期间患者坚持服用苯磺酸氨氯地平片，监测患者血压情况）。每次灸40分钟，每5~7天1次。通过1个疗程治疗，患者诉精神较前转好，异常汗出情况得到初步改善，恶

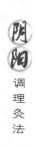

寒、恶风症状好转。《中医体质分类与判定》测定患者体质为气虚质（43.75分）、阳虚质（28.57分）。通过4个疗程的治疗，患者诉异常汗出情况基本消失，恶寒恶风以及体弱乏力症状得到明显改善，BP：128/75mmHg。《中医体质分类与判定》测定患者体质为气虚质（21.88分）、阳虚质（5.57分）。

按语：《伤寒明理论·自汗》："自汗之证，又有表里之别焉，虚实之异焉。"本病的病机是由于阴阳失调，腠理不固，而致汗液外泄失常。病变脏腑涉及肝、心、脾、胃、肺、肾。病理性质属虚者为多。自汗多属气虚不固。因肝火、湿热等邪热所致者，则属实证。病程日久，或病变重者，则会出现阴阳虚实错杂的情况。自汗久则可以伤阴，出现气阴两虚，或阴阳两虚之证。邪热郁蒸，病久伤阴，则见虚实兼夹之证等。汗证以属虚者为多，自汗多由人体正气不足，阴阳失调，营卫失和，气的固摄功能减弱，腠理开合失司，不足以固摄人体阴液，致使阴液由玄府而出，治疗以益气补虚为要。

艾绒生姜性辛温，二者合归肺、脾、胃、肝、肾经，有温阳益气、温经通络之功。所铺药物借助灸火的温和热力，通过脏腑经络传导，使气血运行通畅，共发挥药物、穴位以及灸火的三重效应。生姜其性辛温发散，入肺、胃、脾经，选生姜泥为间隔物主要取其开发通散、行脾胃津液、调和营卫、祛痰下气、消水化食、调中畅胃的作用。《医学正传·汗证》："其自汗者，无时而濈濈然出，动则为甚，属阳虚，胃气之所司也。"培元固本灸以先天之命蒂神阙为核心，同时包含三焦募穴石门。任脉为"诸阴之海"，受纳手三阴、足三阴的脉气。任、督、冲脉一源三岐，均起于胞中。神阙居于人体正中，联络十二经脉、奇经八脉、五脏六腑、四肢百骸，一穴而系全身。以任脉为枢纽，通条三焦，调节脏腑功能，三者相合可以发挥培本固元补虚的作用。本案患者年过古稀，肾气亏虚，体虚则亦引起肺卫不固，出现腠理开合失司。在培元固本灸的同时配合补肺益气灸，二者交替进行，一阴一阳，相辅相成，则汗证自解。

第八节　其他疾病

一、脱发

脱发即头发脱落，包括生理性脱发和病理性脱发两种。生理状态下头皮毛囊呈周期性生长，分为生长期、衰退期和休止期。正常情况下，每日脱发100~150根是正常的生理代谢，称为生理性脱发。若由于某些原因破坏了这种正常的生长周期，平衡状态被打破，脱发数目远远超过正常值，就称为病理性脱发。临床上将脱发分为很多类型，最常见的为脂溢性脱发与斑秃。

脱发的病因主要为肝肾不足，精血亏虚，同时与血热生风，肝郁血燥，气血两虚等相关。本病的病位在头部毛发，与肝、肾关系密切。基本病机为精血亏虚或气滞血瘀，血不养发。

【辨证要点】

（1）血虚风燥证：脱发成片，偶有头皮瘙痒，面色无华，头晕、失眠；舌淡，苔薄，脉细弱。

（2）气滞血瘀证：病程较长，头发脱落前先有头痛或胸胁疼痛等症；伴多噩梦，烦热难眠；舌质暗红，有瘀点、瘀斑，苔薄，脉沉细。

（3）气血两虚证：多在病后或产后头发呈斑块状脱落，并呈渐进性加重，范围由小而大，毛发稀疏枯槁，触摸易脱；伴唇白，心悸，气短懒言，倦怠乏力；舌质淡，舌苔薄白，脉细弱。

【阴阳调理灸治疗】

采用温阳益肾灸，每次灸40分钟。血虚风燥证、气血两虚证配合培元固本灸，气滞血瘀证配合健脾理气灸。三伏、三九期间根据症状选择温阳益肾灸或培元固本灸。

每次施灸间隔5~7天，6次为1个疗程，治疗周期随症状灵活加减。

【注意事项】

（1）采用阴阳调理灸治疗本病的同时应注意头发卫生，加强头发护理，发病期间不烫发，不染发，劳逸结合，保持心情舒畅，睡眠充足。

（2）避免烦躁、忧愁、动怒等不良情绪的产生。

（3）加强营养，多食富含维生素的食物，纠正偏食的不良习惯，忌食辛辣刺激性食物。

（4）施术前应告知受术者施灸过程，消除受术者对施灸的恐惧感或紧张感；施术中应密切关注受术者状态，防止温度过高或因受术者活动导致灸具脱落发生烧烫伤；施术后宜嘱受术者休息后缓慢坐起，继续休息5~10分钟

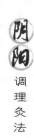
后方可离开治疗室，避免体位性眩晕。

【验案举例】

患者，男，32岁，于2019年7月5日初次就诊于我院门诊。主诉：右枕后头发脱落1年余。患者1年前无明显诱因出现右枕后头发脱落，外用洗剂治疗后未见明显好转，遂来就诊。现症见右枕后头发脱落，头油较多，少量头屑，头皮瘙痒，平素乏力，记忆力减退，纳一般，眠差，眠浅易醒，小便调，大便质黏，舌淡，苔薄白，脉滑。既往史：有高脂血症病史。相关评价指标：根据《中药新药临床研究指导原则》，制定的皮损评分为11分，皮肤病生活质量指数（DLQI）评分17分，根据《中医体质分类与判定》测定患者体质为阳虚质（61.88分）、气虚质（54.38分）。中医诊断：脱发（气血两虚证）。西医诊断：脱发。采用温阳益肾灸和培元固本灸交替进行，每次灸40分钟，每周1次。通过2个疗程治疗，患者头皮瘙痒较前明显好转。根据《中药新药临床研究指导原则》，制定的皮损评分为7分，皮肤病生活质量指数（DLQI）评分10分，根据《中医体质分类与判定》测定患者体质为阳虚质（41.32分）、气虚质（34.28分）。通过3个疗程的治疗，患者诉精神转佳，失眠明显改善，食纳正常、脱发处有细发再生。根据《中药新药临床研究指导原则》，制定的皮损评分为4分，皮肤病生活质量指数（DLQI）评分5分，根据《中医体质分类与判定》测定患者体质为阳虚质（23.52分）、气虚质（14.18分）。

按语： 历史文献记载，脱发为"发堕""毛拔"。脱发的病机主要包括肝肾不足、气血两虚。心主血脉，肺朝百脉，气血运行不畅，全身脏腑包括头部失于濡养。肝主疏泄，主藏血；肝的排毒功能出现问题，血液废物堆砌，流动缓慢，无法上头滋润毛发。脾主运化、主统血；脾为后天之本，将食物转化为血液营养，血液充足则气充足，气充足则可带动血液的运行。肺主皮毛，肺通过呼吸外在氧气，直接与脾转化的精微水谷营养交换，进入血液，直接滋养肌肤与毛发。肾主藏精，生髓，其华在发；肾藏精，精化血，精血旺盛，上达于头。肾生血、肝藏血、脾统血、心脏泵血，而直接管理皮肤与皮肤之上的毛发。故脱发与人体肾、肝、脾及气血密切相关。艾灸能改善脏腑机能、调补气血、活血祛瘀、调节免疫，从而使经脉畅通、气血畅顺，血气上行颠顶荣润毛根。阴阳调理灸法是通过腧穴传热，其热气穿透皮肤达深部，借外来之火资助内生之火——阳气，以壮阳气、行气血、温经通络、祛风除湿，使气血通畅而濡润周身，充养头发。同时，灸法还可以促进升高局部温度、扩张血管、促进血液循环，从而改善毛囊的营养，促进毛发再生。西医学表明，脂溢性脱发与雄性激素及雌性激素代谢失调有关，阴阳调理灸法也可在一定程度上改善患者激素代谢水平，有助于缓解脱发症状。

二、黄褐斑

黄褐斑是指由于皮肤色素沉着而在面部呈现局限性褐色斑的皮肤病。其临床特点是色斑对称分布，大小不定，形状不规则，边界清楚，无自觉症状，日晒后加重。黄褐斑最常见于中青年女性，男性仅占10%。西医学认为黄褐斑确切发病机制尚不完全明确，认为主要与基因遗传、紫外线照射和性激素水平变化有关。

中医古代文献对本病早有描述，如"面色黧黑""面尘""黧黑斑""面䵟"等。本病多与肝、脾、肾三脏关系密切，气血不能上荣于面为主要病机。病因主要包括情志不遂、忧思恼怒、日晒过多等。

【辨证要点】

（1）肝郁气滞证：多见于女性，斑色深褐，弥漫分布，伴有烦躁不安，胸胁胀满，经前乳房胀痛，月经不调，口苦咽干。舌质红，苔薄，脉弦细。

（2）肝肾不足证：斑色褐黑，面色晦暗，伴有头晕耳鸣，腰膝酸软，失眠健忘，五心烦热。舌质红，少苔，脉细。

（3）气血两虚证：斑色灰褐，状如尘土附着，伴有疲乏无力，纳呆困倦，月经色淡，白带量多。舌质淡胖，边有齿痕，苔白腻，脉濡或细。

（4）气滞血瘀证：斑色灰褐或黑褐，多伴有慢性肝病病史，或月经色暗有血块，或痛经。舌质暗红有瘀斑，苔薄，脉涩。

【阴阳调理灸治疗】

采用培元固本灸治疗，每次灸40分钟。肝郁气滞证、气滞血瘀证配合健脾理气灸，肝肾不足证、气血两虚证配合阳益肾灸治疗。三伏、三九期间根据症状选择温阳益肾灸或培元固本灸。

每次施灸间隔5~7天，6次为1个疗程，治疗周期随症状灵活加减。

【注意事项】

（1）采用阴阳调理灸治疗本病的同时应注意调节情志，保持乐观情绪，心情舒畅，避免忧思恼怒。

（2）注意劳逸结合，睡眠充足，避免劳损。

（3）避免日光暴晒，慎用含香料和药物性化妆品，忌用刺激性药物及激素类药物。

（4）多食含维生素C的蔬菜、水果，忌食辛辣，忌烟酒。

（5）施术前应告知受术者施灸过程，消除受术者对施灸的恐惧感或紧张感；施术中应密切关注受术者状态，防止温度过高或因受术者活动导致灸具脱落发生烧烫伤；施术后宜嘱受术者休息后缓慢坐起，继续休息5~10分钟后方可离开治疗室，避免体位性眩晕。

【验案举例】

患者，女，46岁，于2020年5月20日初次就诊于我院门诊。主诉：面部褐色斑片10年余。患者10年前无明显诱因颧部、额部出现褐色斑片，无瘙痒疼痛感，当时未予以重视，斑片逐渐增多、颜色加深，遂来就诊。患者自诉长期服用避孕药，育有2子，平素神疲乏力，月经尚调，但量少，3天即尽。现症见面颧、颞部、面颊及下颌可见大片黄褐色斑片，萎黄少光泽，体形偏瘦，饮食不佳，睡眠欠安，多梦，夜尿多，大便调，舌淡红苔薄白，脉沉细无力。既往史：剖宫产手术史。根据《黄褐斑的临床诊断和疗效判定标准（2009年修订稿）》，制定的皮损面积评分为3分，皮损颜色评分为3分。皮肤病生活质量指数（DLQI）评分14分，根据《中医体质分类与判定》测定患者体质为阳虚质（62.53分）、气虚质（43.28分）。中医诊断：黄褐斑（气血两虚证）。西医诊断：黄褐斑。采用温阳益肾灸和培元固本灸交替进行，每次灸40分钟，每周1次。通过1个疗程治疗，患者皮疹稳定，夜尿症状较前改善。根据《黄褐斑的临床诊断和疗效判定标准（2003年修订稿）》，制定的皮损面积评分为3分，皮损颜色评分为2分。皮肤病生活质量指数（DLQI）评分8分，根据《中医体质分类与判定》测定患者体质为阳虚质（41.55分）、气虚质（30.27分）。通过3个疗程的治疗，患者面部斑片颜色较前明显变淡，饮食睡眠可，二便调。根据《黄褐斑的临床诊断和疗效判定标准（2009年修订稿）》，制定的皮损面积评分为2分，皮损颜色评分为1

分。皮肤病生活质量指数（DLQI）评分5分，根据《中医体质分类与判定》测定患者体质为阳虚质（19.46分）、气虚质（10.67分）。3个月后电话随访，患者面部斑片颜色继续变淡，面积缩小，失眠、乏力等症消失，食纳及二便正常。

按语： 历代医家对黄褐斑的命名不同，但对其症状描述是大致相同的，即面部无光泽晦暗，呈现出与皮肤相平大小不等的黑斑、黑点。肝藏血，肝血不足无法濡养面部而发斑。肝疏泄失职，气机郁滞，导致脾胃之气升降失司，影响脾胃的运化机能，从而使生血无源，故发为黄褐斑。过饥过饱、喜食肥甘厚味或思虑过度均会伤脾，致脾失健运，无法运化水饮，痰饮水湿停聚，气血津液不能上行荣颜面故晦暗。肾为五脏阴阳之本，主藏精，肾精化生肾气，惊恐、久病、年老体弱及房劳过度伤肾，耗伤肾精，导致肾气、肾阴和肾阳不足。肾水不足，不能上济于心以制约心火，虚火上炎，故火燥结成黑斑。肾阳不足，无力推动、温煦各脏腑经络，气血运行不畅，瘀血内阻于面生黑斑。灸法可扩张血管，使血流加速，代谢旺盛，局部组织营养改善，从而提高巨噬细胞吞噬能力，加速病理产物和代谢产物的吸收和排泄。阴阳调理灸作用于经脉，使上荣于面部的经脉气血得到疏通，面部得养，则斑块自消。同时，热效应具有活血化瘀之功效，使黄褐斑淡化或消散。阴阳调理灸的温热刺激直达深部，经久不消，可产生持续的刺激作用，进一步促进皮损恢复。阴阳调理灸法结合针刺治疗可有效缩小色斑面积，改善色素沉着，从而进一步提高临床疗效。

三、乳腺增生

乳腺增生是乳腺组织既非炎症也非肿瘤的良性增生性疾病。其临床特点是单侧或双侧乳房疼痛并出现肿块，乳痛和肿块与月经周期及情志变化密切相关。乳房肿块大小不等，形态不一，边界不清，质地不硬，活动度好。主要由于女性激素代谢障碍，尤其是雌、孕激素比例失调，使乳腺实质增生过度和复旧不全，或部分乳腺实质成分中女性激素受体的质和量的异常，使乳房各部分的增生程度参差不齐所致。本病好发于25~45岁的中青年女性，其发病率约占乳房疾病的75%，是临床上常见的乳房疾病。

本病属于中医学"乳癖""乳痰""乳核"范畴。多因情志忧郁、冲任失调、痰瘀凝结而成。由于情志不遂，久郁伤肝，或受到精神刺激，急躁易怒，导致肝气郁结，气机阻滞于乳房，经脉阻塞不通，不通则痛，引起乳房疼痛。因肝肾不足，冲任失调，使气血瘀滞；或脾肾阳虚，痰湿内结，经脉阻塞而致乳房结块、疼痛、月经不调。

【辨证要点】

（1）肝郁痰凝证：多见于青壮年女性，乳房肿块，质韧不坚，胀痛或刺痛，症状随喜怒消长，伴有胸闷胁胀，善郁易怒，失眠多梦，心烦口苦。舌苔薄黄，脉弦滑。

（2）冲任失调证：多见于中年女性，乳房肿块月经前加重，经后减缓，乳房疼痛较轻或无疼痛，伴有腰酸乏力，神疲倦怠，月经失调，量少色淡，或闭经。舌淡，苔白，脉沉细。

【阴阳调理灸治疗】

采用健脾理气灸治疗，每次灸40分钟。肝郁痰凝证配合温中祛湿灸，冲任失调证配合温阳益肾灸。三伏、三九期间根据症状选择温阳益肾灸或培元固本灸。

每次施灸间隔5~7天，6次为1个疗程，治疗周期随症状灵活加减。

【注意事项】

（1）采用阴阳调理灸治疗本病的同时应注意应关注心理情况，保持心情舒畅，情绪稳定。

（2）应适当控制脂肪类食物的摄入。

（3）及时治疗月经失调等妇科疾患和其他内分泌疾病。

（4）对发病高危人群要重视定期检查。

（5）施术前应告知受术者施灸过程，消除受术者对施灸的恐惧感或紧张感；施术中应密切关注受术者状态，防止温度过高或因受术者活动导致灸具脱落发生烧烫伤；施术后宜嘱受术者休息后缓慢坐起，继续休息5~10分钟后方可离开治疗室，避免体位性眩晕。

【验案举例】

患者，女，34岁，于2020年9月12日初次就诊于我院门诊。主诉：间断性乳房胀痛半年余。患者自觉双乳硬块，伴疼痛。平素情绪欠佳，少气乏力，四肢欠温，时常怕冷，冬季更甚，常郁闷、嗳气，乳房经常疼痛，月经期加重，经后减轻。曾自服乳癖消片和逍遥丸，效果欠佳，遂来就诊。现症见双侧乳房胀痛、刺痛，可触及多个大小不等的肿块，活动性好，边缘清楚，压痛明显。善太息，舌质淡苔薄白，脉弦细，纳少眠可，大便溏，小便清长。既往史：多囊卵巢病史。中医诊断：乳癖（冲任失调证）。西医诊断：乳腺增生。采用温阳益肾灸和健脾理气灸交替进行，每次灸40分钟，每周1次。通过2个疗程治疗，患者两侧乳房疼痛症状减轻，情志稍有改善，余无明显不适，纳可，眠佳，二便调。通过3个疗程的治疗，患者诉疼痛症状较前明显减轻，触诊乳房肿块较前变小，数量减少，边界清楚，活动度好，轻度压痛。

按语：乳腺增生是常见的乳房疾病之一。多数医家认为乳腺增生是患者长期情志不畅引起的。情志不畅导致肝气不舒，肝疏泄失常，气机不畅，则见患者心情漠然、善太息、两胁胀痛、月经不调或痛经。气血运化失常，气血瘀滞循经癖于乳房，发为本病。乳腺增生作为一种慢性疾病，容易反复，长期服用药物使得患者出现胃肠道不适，而中医外治法疗效显著，操作方便，如针灸、推拿、穴位贴敷等，深受患者喜爱。艾灸对乳腺增生病有温经通络、行气止痛、消癖散结的作用，作为中医外治法之一，可减少药物的不良反应，容易被广大群众接受。阴阳调理灸在治疗乳腺增生时以调气、补虚为原则，通过灸疗时火的温热作用，恢复人体气血平衡，从而达到治疗目的。西医学研究认为，灸法通过温通经络、化瘀散结作用，可激发人体阳气，鼓动正气，增强抗邪祛邪之力，还可调节下丘脑-垂体-肾上腺轴平衡，以调节神经激素的分泌，增加兴奋机体的神经肽的含量，改善患者内分泌情况，特别是在调节乳腺增生患者体内性激素水平方面，可以促使患者雌激素与孕激素水平趋于平衡，从而发挥有效的治疗效果。

四、肥胖症

肥胖症是指体内贮积的脂肪量超过理想体重20%以上。肥胖症分为单纯性肥胖和继发性肥胖。前者不伴有神经或内分泌系统功能变化，占肥胖症患者的95%，后者继发于神经、内分泌和代谢疾病，或与遗传、药物相关，占肥胖症患者的5%。肥胖症可发生于任何年龄，以40岁以上多见，女性多于男性。阴阳调理灸治疗的肥胖症为单纯性肥胖。

肥胖症的发生常与暴饮暴食、过食肥甘、安逸少动、情志不舒、先天禀赋等因素有关。本病与胃、肠、脾、肾关系密切。基本病机是痰湿浊脂滞留。

【辨证要点】

（1）无明显特征型：肥胖或局部肥胖，无明显不适感，运动后易感觉疲乏劳累。舌苔、脉象无明显异常。

（2）胃火亢盛型：肥胖，头胀头晕，消谷善饥，困楚怠惰，口渴喜饮，脉滑小数。舌苔腻，微黄，舌质红。

（3）肝郁气滞型：肥胖，胸胁苦满，胃脘痞满，月经不调，闭经，失眠，多梦。舌质暗红，脉弦细。

（4）脾虚兼气虚阳虚型：肥胖，疲乏无力，肢体困重，尿少纳差，腹满。舌苔薄腻，舌质淡红，脉沉细。

（5）痰湿阻滞型：肥胖，浮肿，肢体困重，胸闷泛恶，神疲倦怠，痰多，或带下量多。舌苔腻，舌质淡红，脉沉细。

【阴阳调理灸治疗】

采用温中祛湿灸治疗，每次灸40分钟。肝郁气滞型、痰湿阻滞型配合健脾理气灸，脾虚兼气虚阳虚型配合培元固本灸、温阳益肾灸。胃火亢盛型暂不予阴阳调理灸。三伏、三九期间根据症状选择温阳益肾灸或培元固本灸。

每次施灸间隔5~7天，6次为1个疗程，治疗周期随症状灵活加减。

【注意事项】

（1）采用阴阳调理灸治疗本病以生活方式调摄（饮食运动疗法）为基础，治疗期间及治疗后患者需保持良好的生活方式。

（2）饮食上忌食生冷刺激、肥甘厚味、煎炸熏烤食品。

（3）继发性肥胖同时需要针对病因进行对症治疗

（4）施术前应告知受术者施灸过程，消除受术者对施灸的恐惧感或紧张感；施术中应密切关注受术者状态，防止温度过高或因受术者活动导致灸具脱落发生烧烫伤；施术后宜嘱受术者休息后缓慢坐起，继续休息5~10分钟后方可离开治疗室，避免体位性眩晕。

【验案举例】

患者，女，32岁，于2018年7月4日前来就诊。主诉：产后肥胖2年余。患者自行予饮食控制及运动锻炼，均不能坚持，体重无改善，且自觉平素疲乏，容易累，肢体困重，大便稀，畏寒。现症见神清，精神欠佳，疲乏无力，肢体困重，纳食一般，夜寐可，舌淡，苔白腻，脉沉细。既往史：2016年1月行剖宫产手术。患者现体重76.3kg，BMI28.7kg/m²，腰围101cm，体脂率35.8%。根据《中医体质分类与判定》测定患者体质为痰湿质（75.00分）、阳虚质（71.88分）、血瘀质（60.86分）、气虚质（59.38分）、气郁质（46.43分）。中医诊断：肥胖（脾虚兼气虚阳虚型）。西医诊断：单纯性肥胖。采用温中祛湿灸、培元固本灸、温阳益肾灸交替进行，每次灸40分钟，每周1次。通过1个疗程治疗，患者精神较前好转。患者测量体重73.1kg，BMI27.2kg/m²，腰围89cm，体脂率31.4%。《中医体质分类与判定》标准判定为痰湿质（59.38分）、阳虚质（53.57分）、血瘀质（50.00分）、气虚质（46.88分）、气郁质（42.86分）。通过4个疗程的治疗，患者诉肢体无明显困重感，精神状态好转，二便正常，食纳可，夜寐安。舌质淡红，苔薄白，脉细。

按语： 肥胖症是一种由于机体摄入热量超过其消耗的热量，导致体内脂肪过度聚集的慢性代谢性疾病。中医认为脏腑失调，三焦不通，特别是中焦不通，导致气化失司，从而出现气血津液代谢失常，变生痰浊、水湿等病理产物是肥胖症的病因病机。中医疗法对于提升单纯性肥胖的临床治疗效果有着重大的意义。中医疗法更为安全、便捷，能明显改善患者的临床症状，提高患者的生活质量，预防并发症的发生。与其他外治法相比，灸法具有无创、无痛、无特殊不良反应和副作用等特点和优势。阴阳调理灸法通过灸火对经络腧穴的温热刺激以促进气血运行，温经通络，综合调理肥胖患者紊乱的生理功能，从而达到标本同治的目的。现代研究表明，艾绒燃烧时会产生一种物理因子红外线，能够为机体的免疫、代谢提供能量，促进脂肪代谢。灸法能通过对深部组织进行热传递，加强新陈代谢和排泄功能，促进脂肪分解，达到减肥的目的。阴阳调理灸通过人体反馈-调节机制，对人体神经、内分泌系统进行双向调节，抑制食欲减少能量摄入，增加机体消耗代谢，从而达到减重的目的。

主要参考文献

［1］高树中，冀来喜.针灸治疗学［M］.北京：中国中医药出版社，2021.

［2］马彪.汉书［M］.北京：中信出版社，2014.

［3］（明）张介宾.景岳全书［M］.北京：人民卫生出版社，1991.

［4］（明）李时珍.本草纲目［M］.北京：人民卫生出版社，1982.

［5］洪宗国.蕲艾与艾灸研究［M］.武汉：湖北科学技术出版社，2018.

［6］王华.针灸治未病研究［M］.武汉：湖北科学技术出版社，2017.

［7］倪伟，徐重明.冬病夏治与夏病冬治［M］.上海：上海中医药大学出版社，2002.

［8］中华中医药学会.中医内科常见病诊疗指南中医病证部分［M］.北京：中国中医药出版社，2008.

［9］张伯礼，吴勉华.中医内科学［M］.北京：中国中医药出版社，2017.

［10］赵文海，詹红生.中医骨伤科学［M］.上海：上海科学技术出版社，2020.

［11］谈勇.中医妇科学［M］.北京：中国中医药出版社，2016.